消化道早癌
内镜诊断精要

主　编　李延青　大圃研　左秀丽

人民卫生出版社
·北　京·

图书在版编目（CIP）数据

消化道早癌内镜诊断精要/李延青，大圃研，左秀丽主编. —北京：人民卫生出版社，2023.2

ISBN 978-7-117-34536-1

Ⅰ.①消… Ⅱ.①李…②大…③左… Ⅲ.①消化系肿瘤-内窥镜检 Ⅳ.①R735.04

中国国家版本馆 CIP 数据核字（2023）第 033965 号

人卫智网	www.ipmph.com	医学教育、学术、考试、健康，
		购书智慧智能综合服务平台
人卫官网	www.pmph.com	人卫官方资讯发布平台

消化道早癌内镜诊断精要

Xiaohuadao Zaoai Neijing Zhenduan Jingyao

主　　编：李延青　大圃研　左秀丽

出版发行：人民卫生出版社(中继线 010-59780011)

地　　址：北京市朝阳区潘家园南里 19 号

邮　　编：100021

E - mail：pmph @ pmph.com

购书热线：010-59787592　010-59787584　010-65264830

印　　刷：北京顶佳世纪印刷有限公司

经　　销：新华书店

开　　本：710×1000　1/16　印张：17

字　　数：314 千字

版　　次：2023 年 2 月第 1 版

印　　次：2023 年 3 月第 1 次印刷

标准书号：ISBN 978-7-117-34536-1

定　　价：139.00 元

打击盗版举报电话：010-59787491　E - mail：WQ @ pmph.com

质量问题联系电话：010-59787234　E - mail：zhiliang @ pmph.com

数字融合服务电话：4001118166　E - mail：zengzhi @ pmph.com

编　者（按姓氏笔画排序）

于岩波　　　山东大学齐鲁医院

大圃研　　　日本 NTT 东日本关东医院

小西隆文　　日本红十字会和歌山医疗中心

千葉秀幸　　日本大森红十字医院

王　晓　　　山东大学齐鲁医院

王　鹏　　　山东大学齐鲁医院

王立梅　　　山东大学齐鲁医院

木本义明　　日本昭和大学江东丰州医院

中冈宙子　　日本大森红十字医院

左秀丽　　　山东大学齐鲁医院

石井铃人　　日本 NTT 东日本关东医院

立川准　　　日本大森红十字医院

有本纯　　　日本大森红十字医院

刘　超　　　山东大学齐鲁医院

刘冠群　　　山东大学齐鲁医院

芦苅圭一　　日本横滨市立大学附属医院

村元乔　　　日本 NTT 东日本关东医院

李　岳　　　山东大学齐鲁医院

李　真　　　山东大学齐鲁医院

李延青　　　山东大学齐鲁医院

张　岩　　　山东大学齐鲁医院

陈飞雪　　　山东大学齐鲁医院

季　锐　　　山东大学齐鲁医院

周吉海　　　山东大学齐鲁医院

周嘉伟　　　山东大学齐鲁医院

根岸良充　　　日本 NTT 东日本关东医院

酒井英嗣　　　日本横滨荣共济医院

桑原洋纪　　　日本大森红十字医院

戚庆庆　　　　山东大学齐鲁医院

寇冠军　　　　山东大学齐鲁医院

港洋平　　　　日本 NTT 东日本关东医院

瀧田麻衣子　　日本品川樱内镜治疗中心

前　言

随着对消化道肿瘤早诊、早治意识的不断增强,消化道早癌的内镜诊疗工作也越来越受到重视。提高内镜下对消化道早癌的发现能力,其要素包括规范的进镜手法,丰富的理论知识积累和高度的责任心,以及先进内镜技术的研发和推广应用。

近年来,多种新型的图像增强内镜技术不断涌现和发展,使我们可以对病变的细微结构进行更细致的观察,显著提高了早癌及癌前病变的诊断效率。OE 作为新型的图像增强内镜技术,目前已在临床上逐步应用,其成像将窄带光和白光相结合,对表面结构和微血管的色调对比强调更加丰富,有助于内镜医师更好地发现病变。

诊疗经验的总结和推广,长期以来一直都是推动医学进步的重要环节,本书通过基础内镜知识培训,系统的早癌筛查技巧,配以实用的 OE 内镜病例,以期提高我国内镜医师的早癌筛查水平。该书由中国与日本知名消化内镜专家、消化病理学家联合编写。其中,诊断技术部分包含内镜诊断具体方法、特征分析、病理诊断和大量实际病例解析。以实用性为特点,内容尽力做到详细易懂,对于初学者,希望有助于大家在入门阶段养成良好、规范的操作习惯,缩短内镜学习曲线,快速提高早癌诊断水平;对于有一定操作经验的中级医师,希望可以有助于进一步提高诊断技巧,开阔思路,更进一步。

本书的出版离不开中日编写团队的辛勤工作和无私奉献,在此谨向参与书籍编写的各位专家、出版社工作人员致以衷心的感谢!

李延青　大圃研　左秀丽

2022 年 10 月

目　录

第一章

内镜成像基础知识

知其然，知其所以然——检查之前请先学习基础知识

第一节　消化内镜的基本构造

让我们把内镜拆开看看

 刚来胃镜室，该从哪里学起呢？

那就先学习把内镜装上，开始胃镜检查吧！

 我是医生啊，为什么要学装内镜？

工欲善其事，必先利其器！
了解内镜才能更好地掌握该技术，快去！

 好的，等等！这些接口和按钮都是干什么用的？

　　掌握内镜的结构和功能特点，是学习内镜操作的第一课。掌握了这些，才能够更好地保护和使用内镜设备，安全、有效地进行内镜的诊疗操作。如果像上面的场景一样，连内镜都安装不好，内镜的操作技术就无从谈起了。

1

学习要点

➤ 消化内镜由哪几部分组成？
➤ 内镜拆开后有什么？
➤ 内镜是如何成像的？

---

1. 消化内镜的组成部分

小　鲁：内镜设备的组成部分又多又枯燥，实在记不住啊！
李老师：如果把内镜设备比作人体，最重要的就是负责图像处理和记忆的
　　　　大脑（主机）、眼睛和手臂（电子内镜），你应该重点掌握它们的结
　　　　构。除此之外，还有显示装置（屏幕）、输入装置（键盘、脚踏）、送
　　　　水装置、送气装置、附属设备（诊断和治疗器械）等。对事物的认识
　　　　都是由表及里、由浅入深的，让我们从内镜的外部结构开始讲起。

（1）消化内镜的大脑——主机：主机内最主要的部分是冷光源和影像处理器。
冷光源是内镜的照明设备。在光源的非球形反射镜面，镀有多层介质膜，可以吸收光束中发热量最多的红外线，避免光束的热破坏作用。目前多数应用的是氙灯。

影像处理器是图像处理、储存的中枢。影像处理器将电荷耦合器件（charge couple device，CCD）转化来的电信号转换为数字信号，形成数字图像。可以通过触控面板，对图像的参数进行调节（图 1-1）。

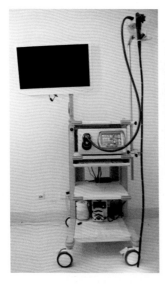

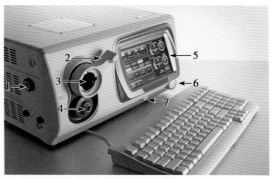

图 1-1　消化内镜的主机和内镜
1. 水瓶接口；2. 内镜锁定杆；3. 内镜电气接头；4. 内镜光源接口；5. 触控面板；6. 电源开关；7. USB 端口。

（2）眼睛和手臂——电子内镜：电子内镜主要包括连接部、操作部和插入部3个部分。连接部连接内镜与主机（图1-2）；操作部用于控制内镜，可以通过角度旋钮调节插入部前端的角度，可以选择电子染色模式及固定图像等（图1-3）；插入部用于插入消化道进行检查与治疗（图1-4）。

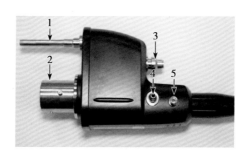

图1-2　内镜连接部

1.导光管；2.电气触点；3.通风接口，可用于连接测漏器；4.吸引嘴，用于连接外界吸引源；5.反馈端，用于连接地线电缆在连接部的另一侧，4、5的位置分布为前向射水接头（可连接附送水设备）和气/水端口（可连接水瓶组件的输送管）。

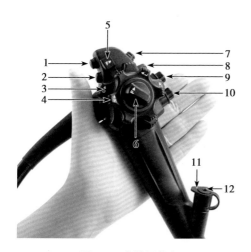 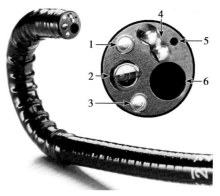

图1-3　内镜操作部

1.按钮4，用于调节CE、SE等参数；2.按钮3，用于切换电子染色模式（白光、OE mode 1、OE mode 2）；3.上/下偏转控制钮；4.右/左偏转控制钮；5.上/下偏转锁；6.右/左偏转锁；7.按钮2，用于切换双屏观察模式；8.按钮1，用于冻结图像；9.吸引控制阀；10.气/水输送阀；11.钳道口橡胶密封；12.设备管道入口。

图1-4　内镜插入部及末端结构

1.导光管；2.物镜（CCD摄像机）；3.导光管；4.气/水喷嘴；5.前向水喷头；6.设备管道。

（3）十八般兵器——内镜诊疗器械：其他组成部分如显示装置、输入装置、送水装置、送气装置等，顾名思义，就不需要详细解释了。此外，我们还会用到一些内镜诊疗器械，诊断用器械如活检钳、喷洒管、造影导管等；治疗用器械如圈套器、电凝器、异物钳、注射针、止血夹、高频电刀、食管及胆道支架等（图1-5）。实际应用中，需要根据不同的诊疗操作，选择趁手的"武器"。

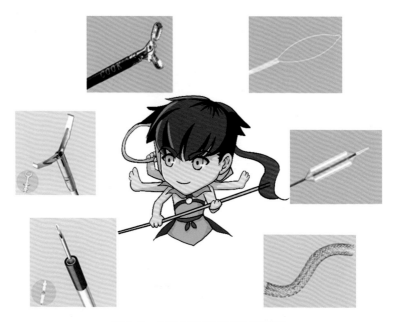

图1-5 多种多样的内镜诊疗器械

2. 消化内镜的内部结构

小　鲁：学习了内镜的外部结构，对内镜的内部构造更加好奇了，您能给我讲讲吗？

李老师：为了理解得更深入些，让我们把内镜拆开看看（图1-6）。

小　鲁：老师，您还真拆了一条内镜啊！

李老师：这是向工程师借用的……就像内镜黏膜下剥离术（endoscopic submucosal dissection，ESD）标本有复原图一样，我也给你做了张复原图，这样就好理解了。对内镜医师而言，最容易损伤的是内镜的插入部，我重点讲讲这部分的内部结构。

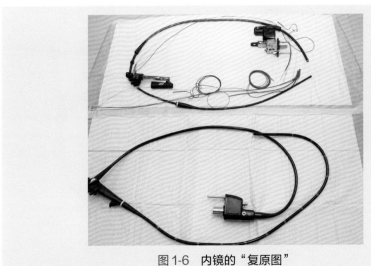

图1-6　内镜的"复原图"

插入部镜身由外到内分成3层,包括合成树脂保护层、角度钢丝,以及最内层的CCD组件、导光束、信号传输电缆、活检通道、送水通道、送气通道(图1-7)。其中,合成树脂保护层可以防止液体进入镜身内部;角度钢丝与操作部的角度钮相连接,以控制插入部前端的角度;导光束、电缆和各种通道开口位于镜头前端(图1-8)。

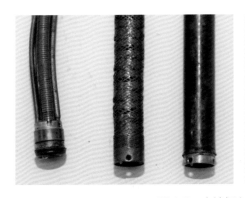
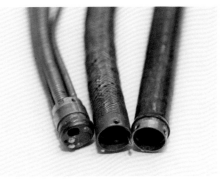

图1-7　内镜插入部的3层结构

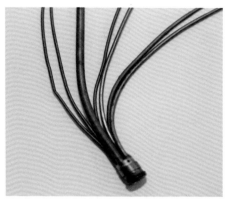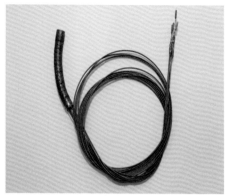

图 1-8　导光束、电缆和各种通道，以及角度钢丝

李老师：这下你知道为什么不能在倒镜状态下通过活检通道插入器械了吧。

小　鲁：是因为倒镜时,活检通道弯折的角度大,强行插入器械会划伤活检通道的管壁,使水渗入镜身内部吗?

李老师：是的,柔软的光导纤维遇水会变硬,弯折时容易断裂,传导的光线少了,内镜图像就变暗了。如果患者在检查过程中咬到镜身,使最外侧的树脂保护层破损,也会引起相同的问题。

3. 消化内镜的成像原理

李老师：和学习人体的知识一样,说完结构,就该说功能了,你知道内镜设备是如何成像的吗?

小　鲁：不知道啊,感觉很复杂。

李老师：简单来说,是由主机中的冷光源进行照明,内镜末端的 CCD 接收胃肠道黏膜表面反射的光线,将其转化为电信号并传递给影像处理器。影像处理器将电信号转换为数字信号,形成数字图像。这个过程与人眼的成像有相似之处,例如图 1-9。

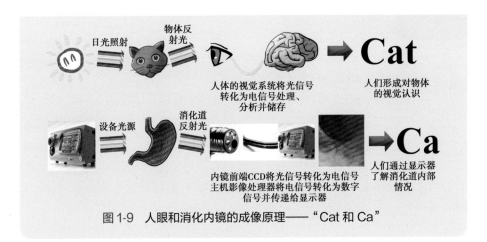

图1-9　人眼和消化内镜的成像原理——"Cat和Ca"

老师点评

　　掌握内镜的结构和功能特点是进行内镜操作的前提,希望你能够花些时间仔细研究下自家内镜的结构,认真完成你在内镜学习中的第一课,为以后安全、有效地进行内镜诊疗操作奠定坚实的基础。

第二节　内镜图像增强技术

一、白光内镜技术

　　小　鲁:接下来是一位因体格检查拟行内镜检查的患者,调查问卷显示无任何消化道早癌的高危因素。
李老师:这样的患者我们选择普通白光内镜进行检查就可以了。
　　小　鲁:大家对白光内镜已经非常熟悉了,也没有什么需要特别注意的事项,现在我们开始检查吧。
李老师:请稍等,注意,白光内镜检查之前,还有很多基础知识需要了解!

　　白光内镜是所有高级内镜技术检查的基础,因此,不要小看白光内镜,也有很多重要知识。

> **学习要点**
>
> ➤ 内镜图像的分辨率取决于单个 CCD 上的像素数目。
> ➤ 请注意 CMOS 和 CCD 各自的特点。
> ➤ 白光内镜观察时，要注意 Average 和 Peak 模式的区别。

1. **了解高清内镜与标清内镜** 两种内镜的关键区别在于分辨率，而内镜图像的分辨率取决于整合在内镜上单个 CCD 上的像素数目，标清内镜 CCD 上的像素数目在 10 万~40 万，而高清内镜的这个数目可以达到百万级别，因此高清内镜的分辨率和清晰度明显提高。

老年机的拍照水平难道能和当红旗舰机相提并论吗（图 1-10）？

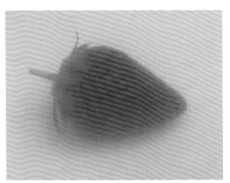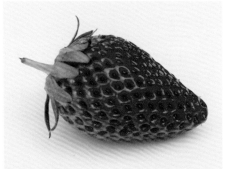

图 1-10 不同像素手机拍照示例

2. **标清与高清，完全由 CCD 决定吗？**

并不是！如果想获得高质量的图像，内镜检查系统的所有组件，包括内镜的 CCD、处理器、显示器、传导线等都必须是具有兼容高清能力的，内镜检查系统中任何组件的不匹配，都会影响高清内镜图片的获得。

此外，CCD 并非唯一选择，有厂家推出了使用 CMOS 作为图像传感元件的高清内镜。CMOS 是"互补式金属氧化物半导体"（complementary metal-ox-ide-semiconductor）的缩写，它利用硅和锗两种元素制作成共存着带负电级和正电级的半导体，两者的互补效应产生电流，可被处理芯片记录并转换为影像数据。

CCD 与 CMOS 有各自的特点，如表 1-1 所示。

3. **白光内镜检查时，请不要忽视模式设置** 内镜图像处理器面板上一般会有 Average（平均值）和 Peak（峰值）的测光模式选择，两者的图像效果有显著不同。

表1-1 CCD与CMOS特点对比

	CCD	CMOS
优点	设计简单 技术成熟 成本较低 成像质量高	读取信息方式简单 输出信息速率快 功耗低 不发热 集成度高 体积小 重量轻 价格低
缺点	功耗较高 使用时间较长后容易发热 噪点相对多 增加 CCD 的像素数目以增加分辨率,成本增加	技术门槛要求较高 研发成本高于 CCD 灵敏度不及 CCD 早期在成像色彩效果等方面与 CCD 有较大差距

（1）在 Average 模式,图片整体亮度很高,尤其在近距离观察时,病变处亮度更高,影响观察(图 1-11A)。

（2）在 Peak 模式,图片整体亮度低于 Average 模式,近距离观察时,病变周围亮度偏暗,与病变对比明显,有利于观察病变(图 1-11B)。

因此,近距离观察目标病变时,建议使用 Peak 模式。

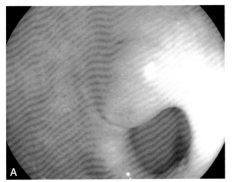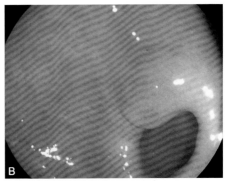

图 1-11 不同测光模式得到的图片示例

A. Average 模式:近距离观察时,整体图像亮度增强,幽门前区隆起及邻近部位亮度过高,影响观察;B. Peak 模式:近距离观察时,整体图像亮度适中,幽门前区隆起及邻近部位显示清楚。

老师点评

　　我们一直强调白光内镜是基础,对于初学者而言,了解白光内镜的基础知识,更是基础的基础,因此,白光内镜检查之前,请先熟记上述知识点吧。

二、电子染色技术

小　　鲁:这位患者已按照标准胃镜检查法进行检查,没有太大问题,只是胃窦有些萎缩改变,可以退出内镜了。

李老师:请稍等! 有应用电子染色进一步检查吗? 这是一位胃癌高危患者,需要内镜精查,请开启电子染色对萎缩的部位进一步检查。

小　　鲁:什么是电子染色? 您能给我介绍一下吗?

　　内镜电子染色(endoscopic electronic imaging)又称为增强内镜成像(advanced endoscopic imaging),是内镜在成像过程中利用光波与消化道黏膜组织相互作用时的物理特性,通过使用光滤波器或软件驱动对图像进行的数字处理,实现黏膜表面结构和微血管的对比增强显示。内镜电子染色的出现将逐步替代化学染色剂,在提高病变可识别性的同时,方便、简化日常内镜操作,当我们一个按钮即可在普通白光模式与电子染色模式之间切换时,内镜检查将变得轻松且高效。

学习要点

➤ 内镜电子染色的"光学前处理"和"图像后处理"技术。
➤ 电子染色技术的原理和图像特点。
➤ 电子染色内镜的观察策略。

---

　　1. **各具特色的电子染色技术**　　任何一种电子染色技术都具有其各自的技术特点与优势。目前主流的内镜电子染色技术包括窄带成像(narrow band imaging,NBI)、i-scan 智能染色、光学增强(optical enhancement,OE)以及 LASEREO 激光成像,其中包括联动成像(linked color imaging,LCI)、可扩展电子分光技术(flexible spectral imaging color enhancement,FICE)和蓝色激光成像(blue laser imaging,BLI)。各种电子染色内镜比较见表 1-2。

表1-2 常见的内镜电子染色技术

模式	图像呈现	特点优势	临床应用
NBI	血管、黏膜表面形态	适用于近景+放大观察	结合放大内镜实现早癌精查
OE	血管、黏膜表面形态(mode 1);色调增强,对比增强(mode 2)	视野比较明亮,适用于病变筛查,变换模式后可实现近景+放大观察	结合放大内镜实现早癌精查
BLI	血管、黏膜表面形态	适用于近景+放大观察	结合放大内镜实现早癌精查
BLI-bright	血管、黏膜表面形态	视野比较明亮,适用于小范围扫查+近景+放大观察	中远距离的病变筛查+边界判断,也可结合放大内镜精查,但BLI模式为首选
FICE	色调增强,对比增强	视野较亮,适用于中距离观察	早癌病变筛查,转换BLI模式进一步诊断
LCI	血管、黏膜表面形态	视野非常明亮,增强红色调,适用于病变筛查	突出的病变筛查优势,发现病变后转换为BLI诊断
i-scan	色调增强,对比增强	视野明亮,适用于远景观察,病变筛查	OE辅助,增强对病变的筛查

2. 内镜电子染色技术的原理 电子染色成像原理分为光学前处理技术和图像后处理技术。光学前处理是指将白光通过滤光片进行过滤,缩窄光谱,最终照射在消化道黏膜上形成窄带光,包括 NBI、OE 和 BLI。图像后处理是通过计算机对既定图像进行参数调整,增强黏膜某些成分的色彩,进而增强对比度,采用此成像方法的主要有 FICE 以及 i-scan。

（1）光学前处理:

小　鲁:李老师,如何更形象地理解内镜电子染色的原理呢?何为"窄带"?

李老师:"窄带"是白色光在照射到黏膜表面之前被滤光片过滤掉了红光,保留了蓝光(415nm)和绿光(540nm),蓝光和绿光穿透力弱,只能到达黏膜表面及浅层,射入表面或浅层血管的蓝光、绿光能够被血红蛋白几乎完全吸收,而未进入血管的几乎完全被反射,蓝光射入黏膜最浅处,呈现棕褐色,绿光略深,呈现相对淡的青绿色（图 1-12,图 1-13）。

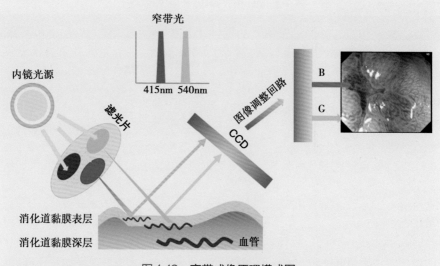

图 1-12 窄带成像原理模式图

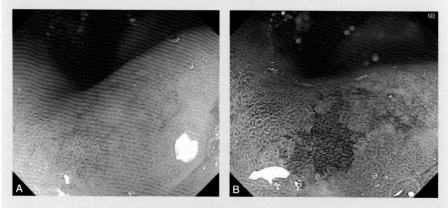

图 1-13 白光与窄带光的成像对比

A. 白光模式；B. NBI 模式，黏膜浅表细节显示清晰。

小　鲁：那白光内镜下看到的血管是哪些血管呢？

李老师：白光中含有红色光，穿透强，在白光下我们看到的血管其实是更深层的血管，这时浅表的血管和腺管则被遮掩，就观察不到了。这也是要用滤光片先滤掉红光，再观察较浅层腺管和毛细血管的原因。

小　鲁：OE 和 BLI 又有什么特点？

李老师：OE 和 BLI 原理也是窄带成像，但观察模式更丰富。

　　OE 有两种模式,即 OE mode 1(OE-1) 和 OE mode 2(OE-2)。OE-1 就是窄带成像,其特点是通过建立连续光波增强了基准投射,增加了窄带成像后视野的亮度。OE-2 强化了红色光的部分,使整个图像的色调更接近自然色(白色调),以提高白光观察的对比度,更容易发现病变(图 1-14)。

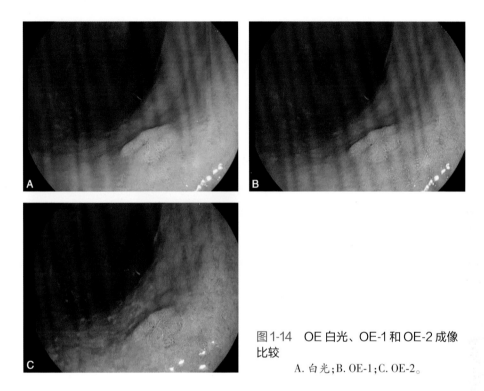

图1-14　OE 白光、OE-1 和 OE-2 成像比较

A. 白光;B. OE-1;C. OE-2。

　　BLI 的光源使用的是两种单色激光,波长分别为 410nm 和 450nm。410nm 激光亦为窄带成像,用于观察微血管。450nm 激光激发内镜前端的白光发光物质,产生宽频白光,可提供更明亮、有层次感的白光内镜观察,其较少被表层血管吸收,能够观察黏膜深部血管(图 1-15)。

　　BLI 还有一个 LCI 模式,类似 OE-2,可强化红色光,使红色区域更红,白色区域更白,更容易发现病变,因此更适合远距离筛查早癌(图 1-16)。

　　(2) 图像后处理:图像后处理以 FICE 和 i-scan 为代表,FICE 是利用光谱分析技术原理,将白光图像传入后经计算机处理、分析,产生特定波长的分光图像,FICE 技术可在 400~600nm 波长范围设定 5nm 间隔的任意波长,不同波长穿透的黏膜深度不同,可将图像分解成多个单一波长的红光、绿光、蓝光图像,再依据观察病变的不同,将结合特定波长的光组合观察黏膜不同深度,并还原为 FICE 图像,进而增强了对黏膜表面结构尤其是微血管和腺管的观察(图 1-17)。

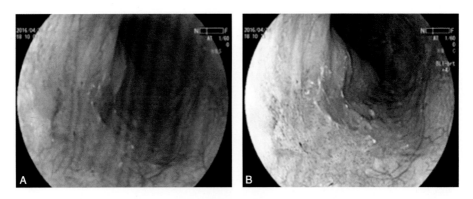

图 1-15   BLI 成像系统
A. 白光；B. BLI。

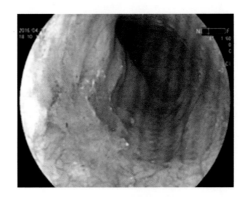

图 1-16   BLI 的 LCI 模式

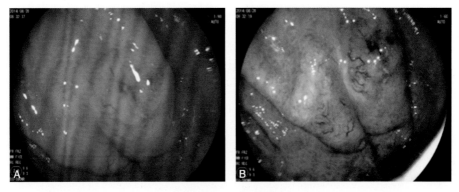

图 1-17   FICE 成像
A. 白光；B. FICE 可见血管对比增强。

i-scan 通过软件处理可得到 3 个增强功能组成：

1）表面增强（surface enhancement，SE）：分析图像中每个像素的亮度密度参数，通过相应算法增强病变边缘的明暗对比，可使图像锐化，便于更清晰地观察黏膜表面高低起伏结构等细微结构（图 1-18）。

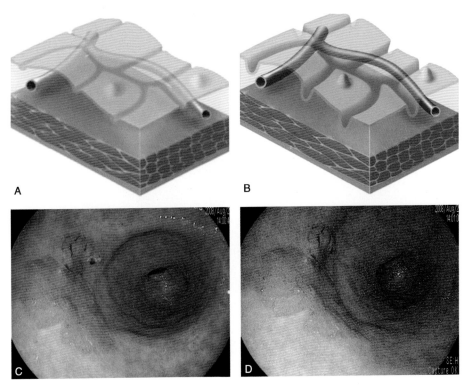

图 1-18 i-scan SE 模式
A、C. 白光；B、D. 开启 SE 模式，病变边界显示更锐利。

2）对比度增强（contrast enhancement，CE）：分析图像中每个像素的亮度信息，数字化地向亮度较暗的黏膜区域增加蓝光，可展示病灶边界（图 1-19）。

3）色调增强（tone enhancement，TE）：是一种数字版的窄带成像，其通过剖析正常图像各个 RGB 分量，利用算法改变颜色频率，重新组成新颜色图像，突出显示病变及其表面的黏膜纹理和微血管结构。有了 OE 模式后，TE 基本被取代（图 1-20）。

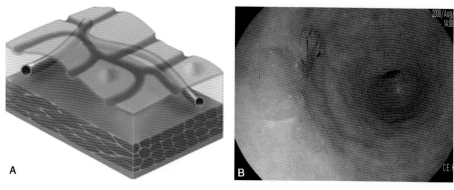

图 1-19   i-scan CE 模式

A. CE 模式图；B. i-scan CE 模式，图像在 SE 基础上颜色增深，对比增加。

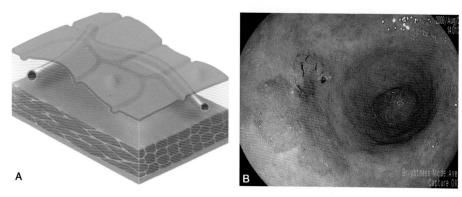

图 1-20   i-scan TE 模式

A. TE 模式图；B. i-scan TE 模式。

小　鲁：李老师，有了窄带成像，还需要图像后处理吗？

李老师：从上面的图像对比就可以得出答案。例如，开启 SE 和 CE 后，病变的清晰度和对比度明显得到改善，因此在白光模式下筛查病变时建议开启。多种模式可进行组合开启，以最大化对病变的增强显示。

3. 电子染色内镜的观察策略

小　鲁：李老师，我明白了，咱们马上开始电子染色观察吧！

李老师：别着急，电子染色并不是随意开启的，否则会影响检查效率，先学习一下基本的观察策略。

观察策略：首先使用白光模式（默认开启 i-scan SE+CE 或 LCI 模式），对消化道进行常规观察；当发现病变之后，使用 NBI 或 i-scan OE 或 BLI 模式，根据病变表面色调和表面结构的改变，对发现的病变进行病变范围的判断；最后开启放大功能，对病变的微血管和表面腺体微细结构进行仔细观察，进一步判断病变的性质。

（1）食管：食管的观察应着重"茶色"区域的发现。食管管腔狭小，可直接开启窄带模式（NBI/OE-1/BLI）观察。

（2）胃和结肠：腔隙较大，直接开启窄带模式易导致视野过暗，因此应着重白光内镜下发现病变（OE-2/LCI），然后再抵近病变开启窄带模式和放大内镜进行观察。

老师点评

内镜电子染色技术的核心是窄带成像，窄带光的优势是可较好地对比显示黏膜浅表层的血管和腺管，在此基础上再联合放大内镜进一步观察形态细节。无论应用哪一种电子染色技术，在充分掌握相关理论并应用熟练之后，均可增强对病变的检出和诊断。

三、放大内镜技术

小　鲁：接下来我将对一位胃早癌高危患者进行内镜精查，终于可以亲自上阵使用放大内镜进行观察了。

李老师：请稍等，你准备使用哪一种放大内镜对这位患者进行检查？

小　鲁：放大内镜不就一种吗？

放大内镜是当前内镜检查的热点，在大家追求放大内镜诊断消化道早癌的快感之前，请首先花费时间学习放大内镜的基础知识（图 1-21）。

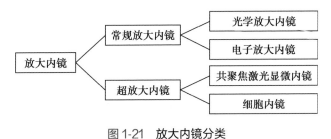

图 1-21　放大内镜分类

学习要点

▶ 电子放大内镜与光学放大内镜原理不同,效果更是不同。

▶ 行放大观察之前,要做好准备工作。

▶ 多种方法配合使用,以达到最优放大观察效果。

▶ 超放大内镜的最终目标是实现对内镜下病理级别的诊断。

1. 电子放大内镜与光学放大内镜　电子放大内镜是通过特殊设计的软件算法,将原始图片进行扩大,以达到放大观察的目的,其放大倍数非常有限,并且由于电子放大本质上是对 CCD 获得的图片局部放大,在其放大图像的过程中会导致图像的像素降低,显著降低图像的质量,因此,其临床应用价值有限。

光学放大内镜在普通电子内镜基础上增加变焦镜头,通过内镜手柄上的操作按钮控制镜头变焦,从而实现放大观察的目的(图 1-22~图 1-25)。

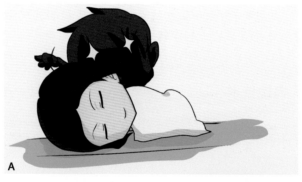

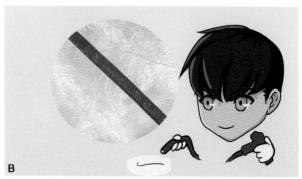

图 1-22　放大内镜实现对微小对象的观察

A. 放大内镜观察头发会是什么效果呢? B. 细小的头发在放大内镜下竟然这么清晰。

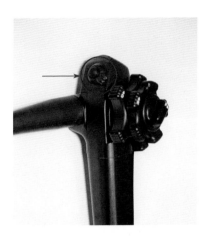

图1-23 放大内镜操作部结构图

红色标记部分为放大功能按钮,可通过上调、下调按钮实现放大功能的调节。

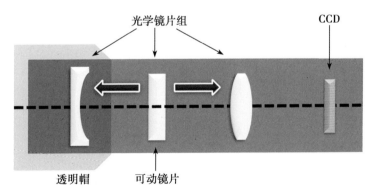

光学镜片组 CCD

透明帽 可动镜片

图1-24 放大内镜原理模式图

当使用操作手柄上的放大按钮(图1-23)操控时,放大内镜镜身远端的物镜镜头可以移动,以实现不同倍数的放大功能。

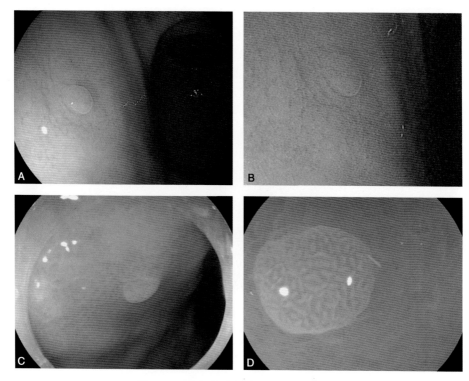

图1-25　电子放大与光学放大图像示例

A、C.普通白光内镜下发现胃息肉;B.电子放大图像:胃息肉被放大,但放大倍数较小,且放大后图像模糊,细节显示欠清晰;D.光学放大图像:胃息肉被放大,放大倍数较大,图像清晰,可显示胃小凹的微细结构。

2. 如何在放大内镜下对观察对象大小进行评估?

（1）将放大内镜倍数调至最高。

（2）使用放大内镜对有精确刻度值的对象进行观察(如每格边长为1mm的心电图描记纸)。

（3）以观察对象的刻度值为参考,估算放大图像视野中不同距离的数值。

更为具体细节的测量和评估方法,参考"第六章　早癌病例讨论示例"部分。

> 小　鲁:好啦,老师! 我查看过了,今天使用的是先进的 OE 光学放大内镜,那么,我可以开始插入内镜检查了吗?
>
> 李老师:"工欲善其事,必先利其器",你准备好了,你的放大内镜准备好了吗?
>
> 小　鲁:……

3. **观察前准备** 放大内镜观察之前,需要做好准备工作,以达到最优的放大观察效果。

(1) 消化道黏膜的祛泡和祛黏液处理:进镜观察之前,首先要使用祛泡剂、黏液溶解剂等对消化道黏膜进行清洗,以免影响观察效果(详见"第二章上消化道内镜检查"中"第一节 检查前准备"部分)。

(2) 安装内镜帽:放大内镜前端安装内镜帽的主要目的是,辅助操作者在放大内镜观察时聚焦更为准确。

安装要点:

1) 树脂透明帽由透明硬质材料制成,使用时容易刮伤黏膜或病灶表面,造成出血,影响观察,因此推荐使用黑色软质硅胶帽(图 1-26)。

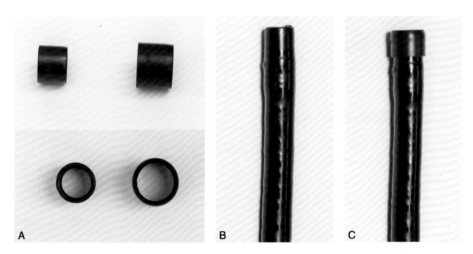

图 1-26 用于安装在放大内镜前端的黑色硅胶内镜帽

A. 黑色硅胶帽实物图;B. 放大内镜先端部有一段凹陷,便于安装内镜帽;C. 安装内镜帽之后的放大内镜前端。

2) 内镜帽有不同的型号,使用时要选择与所用放大内镜匹配的型号(图 1-27)。

3) 内镜帽内部远端一般会有凹槽设计,安装时将内镜远端卡至凹槽部位即可(图 1-28)。

4) 内镜帽一般可以重复使用,但需要注意清洗与消毒处理。

5) 内镜帽反复使用次数较多后,弹性会降低,安装在镜头后过于松弛,或观察时发现在黏膜上的摩擦力变小,此时需要及时更换内镜帽。

(3) 体外校准:安装好内镜帽之后,在开始插镜检查之前,应在体外对放大内镜进行校准,以达到最优的放大观察效果,可使用标本固定板、心电图描记纸等有清晰线条或表格的物品进行校准。

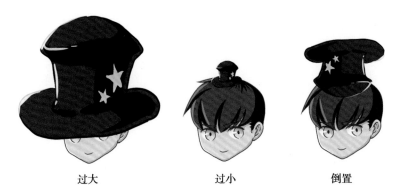

过大   过小   倒置

图 1-27   选择使用与内镜匹配的、大小合适的硅胶帽，且安装的方向要正确

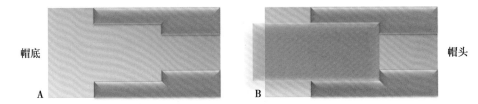

帽底   帽头

图 1-28   内镜帽安装模式图

A.内镜帽的凹槽设计；B.内镜帽安装时将内镜远端卡至凹槽部位即可。

校准时将放大按钮调整至最大放大倍数,使内镜帽远端贴近物品,如果内镜帽安装合适时,能观察到清晰的线条,否则,线条会模糊,应重新调整内镜帽的位置(图 1-29)。

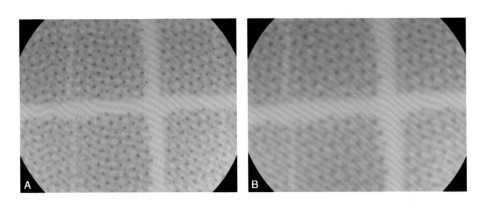

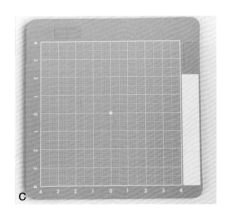

图1-29　内镜帽安装后的校准
A. 内镜帽位置合适,放大观察白色线条清晰;B. 内镜帽位置欠佳,放大观察白色线条模糊;C.校准用的标本固定板。

小　鲁:终于可以开始插入内镜进行放大观察了,好期待! 老师您看,胃窦前壁有一处小片状发红,我们使用放大内镜进行观察吧。

李老师:好的,此处病变使用放大内镜进行观察非常有价值。但是,像你这样直接把内镜先端部抵在病变中央观察是不合适的。

小　鲁:还请老师不吝赐教。

4. 放大内镜观察技巧　放大内镜不同于常规白光内镜观察,放大观察时需要抵近病变,一次观察的视野有限,不能观察到病变的全部,因此需要有一定的观察顺序;放大模式下,黏膜轻微晃动,图像质量就会受到明显的影响;靠近观察时,空气的存在有时会形成反光现象,难以实现满意的放大观察效果。所以,放大观察的过程中,尚有许多技巧需要掌握。

(1) 观察顺序:内镜下发现可疑病变后,开启放大功能,由周围正常黏膜逐步向病变内部进行放大观察,在病变周围四个象限重复进行同样的观察步骤,切忌最开始即进行病变内部甚至中央部位的放大观察。根据具体观察的需要,可逐步进行低倍、中倍和高倍的放大观察(图1-30)。

(2) 观察距离:在进行观察时,消化管腔内充入气体不宜过多,过多的气体会导致管腔扩张,管壁过度伸展,内镜帽不易垂直贴近黏膜。内镜帽靠近黏膜或病灶后,可通过控制充气、吸引按钮,调节镜头与观察目标之间的距离,达到最佳观察效果。

观察过程中,动作要轻柔,注意内镜帽与黏膜之间的距离要合适,以内镜帽先端部刚刚抵近观察部位处为宜,既不可距离偏远,使得放大图像不稳定,又不可过分用力使用内镜帽挤压黏膜,使得目标黏膜部位出血,影响观察效果(图1-31)。

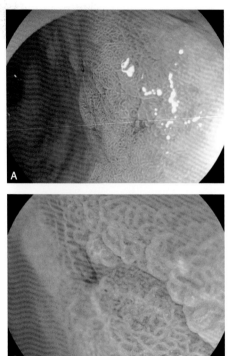

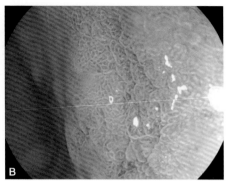

图 1-30　不同放大倍数的图像

A、B、C 分别为同一部位的低倍、中倍、高倍放大图像。

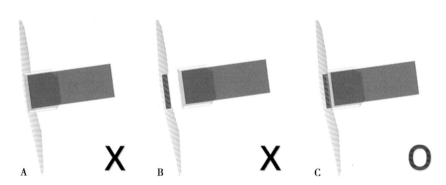

图 1-31　放大内镜观察时应选择适当的观察距离

A.过度挤压黏膜:易出血,影响观察;B.距离偏远:放大图像不稳定;C.距离合适:放大效果最佳。

（3）水浸没观察法的使用：在使用放大内镜贴近消化道黏膜进行观察时，由于镜头与黏膜之间的空间内是折射率与黏膜差别较大的空气，观察所用光线在黏膜处会有反光，影响观察效果。此时，可选择使用"水浸没观察法"。

水浸没观察法：使用注水泵等注水装置，在观察时将镜头与黏膜之间充满清水（或生理盐水），因水的折射率与黏膜较为接近，此法不易有反光现象。如果没有专门的注水装

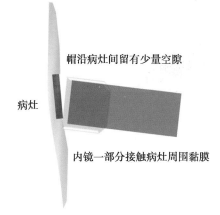

帽沿病灶间留有少量空隙

病灶

内镜一部分接触病灶周围黏膜

图 1-32 水浸没法注水时机模式图

置，可选择使用 50ml 空针进行注水，注水时机为内镜帽沿的一部分已经接触病灶周围黏膜，在病灶部位的帽沿与病变黏膜之间尚有少量空隙（图 1-32）。

小 鲁：放大内镜观察对我们的帮助非常大，但很多情况下，仍需要活检病理才能确诊。可否把放大倍数增大一些，再增大一些？

李老师：给你介绍下超放大内镜吧。

5. 超放大内镜（super-magnifying endoscopy） 能够对消化道黏膜进行细胞水平的观察，得到接近组织病理学的内镜下图像改变，帮助进行靶向活检，提高活检阳性率，减少活检数目和创伤。目前临床应用的超放大内镜主要有以下两种：

（1）激光共聚焦显微内镜（confocal laser endomicroscopy，CLE）：将共聚焦显微镜与传统内镜有机结合，通过激光激发被观察组织内的荧光对比剂，然后收集激发后的荧光信号，通过电子元件形成图像，从而实现在体的激光共聚焦显微内镜观察，得到消化道细胞水平的图像，分为探头式和整合式两种类型。

（2）细胞内镜（endocytoscopy，EC）：通过一个超高倍的透镜物镜将观察对象投影到感光元件上，实现放大观察的目的，有探针式和整合式两种类型。EC 使用的是可见光范围内的广谱光源，其观察深度取决于光线对观察组织的穿透力和观察组织对光线的吸收能力，目前只能对深度为 0~50μm 的表浅上皮进行观察，并且观察之前需要使用染色剂对黏膜进行染色处理。

> **老师点评**
>
> 　　光学放大内镜观察效果显著优于电子放大内镜,放大观察之前应该进行消化道黏膜的祛泡和祛黏液处理、安装内镜帽和体外校准,放大观察时要注意合理的观察顺序,配合吸气、注气等方法控制合适的观察距离,必要时使用水浸没观察法,以达到最优放大观察效果。

参 考 文 献

[1] ASGE Technology Committee. High-definition and high-magnification endoscopes[J]. Gastrointest Endosc,2014,80(6):919-927.

[2] BRUNO M J. Magnification endoscopy,high resolution endoscopy,and chromoscopy;towards a better optical diagnosis[J]. Gut,2003,52 Suppl 4:iv7-iv11.

[3] SHARMA P. Magnification endoscopy[J]. Gastrointest Endosc,2005,61(3):435-443.

第三节　OE 技术原理与操作

来了解下 OE 技术吧

> **小　鲁:** 这些电子染色技术既然都是窄带成像,我们用的 OE 又有什么特点呢?
>
> **李老师:** 你说的对,窄带成像的主要原理基本类似,但是 OE 在滤光时还保留了一部分连续的光波,这样使得我们的视野更加明亮,一起来了解 OE 的原理吧。

　　OE 技术是近年来推出的一种新型内镜成像技术,配合 i-scan 后处理技术及放大内镜技术,进一步提高了对消化道病变的检出、诊断能力。

> **学习要点**
>
> ➤ 工欲善其事,必先利其器,应用前必须了解 OE 的原理。
> ➤ 磨刀不误砍柴工,学会相关技巧,让 OE 事半功倍。

　　1. OE 技术原理　　血红蛋白对波长 415nm 和 540nm 的光吸收最强,415nm 处的蓝光可以很好地显示浅层黏膜的微血管结构,而 540nm 处的绿光在显示黏膜下层血管方面有更好的优势(图 1-33)。窄带成像技术基于黏膜对白光的吸收和反射,通过滤光片过滤掉红光、蓝光、绿光中的宽带光谱,只保留 415nm 和 540nm 的窄带光作为照明光源,即形成了窄带成像技术的图像(图 1-34)。

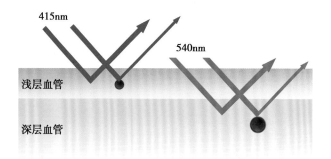

图 1-33 血红蛋白吸收光谱示意图

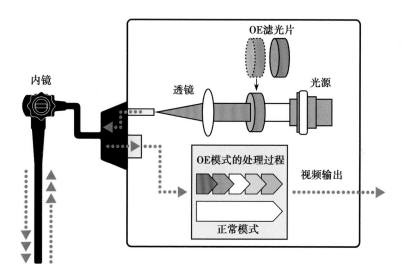

图 1-34 OE 内镜主机原理示意图

　　OE 内镜通过前置滤光片的形式实现了窄带成像,包括 OE-1 和 OE-2 两种模式。OE-1 构建了 415nm 和 540nm 这两种波长光的反射光影像,实现了窄带成像技术,增强了对黏膜表面和深层血管的观察;OE-2 在 OE-1 的基础上增加了红光波长,使得窄带成像后的图像更接近于白光模式。OE 内镜利用新型滤光片通过连接红细胞吸收光波峰值,实现了更高的整体透光率,红细胞吸收光谱之间的光波可以连续射出,从而使得窄带成像的图像亮度增加,克服了过去的窄带成像在伸展的消化道管腔内视野偏暗的弱点(图 1-35)。

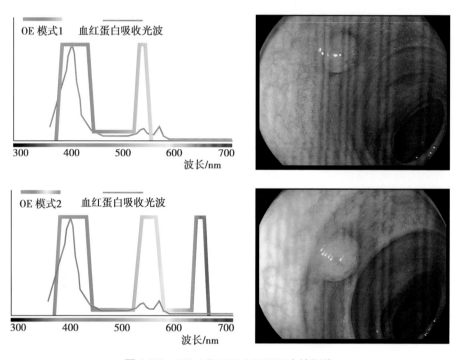

图 1-35　OE-1 和 OE-2 原理及内镜影像

2. OE 系统使用技巧

小　鲁:明明感觉 OE 技术已经很熟练了,为什么近距离观察时视野如此亮?另外,如何能更方便地进行白光和 OE 下的对比呢?

李老师:为师教你几招,学会调光模式、Twin 模式这些技巧,用好手中的单反相机吧。

　　如果普通的内镜系统是传统的傻瓜相机,那 OE 内镜更像是一部单反相机。多个模式及诸多参数的调整,能够帮助内镜医师更快、更方便地发现、诊断消化道病变。

我们通常建议设定主机上的 i-scan 1 选项为 OE-1,i-scan 2 选项为 OE-2,同时根据经验建议调整增强、对比、降噪等参数,通常我们会把增强调整为+4,调光模式设定为平均值,亮度设置为+3(图 1-36)。虽然主机厂家官方手册推荐将 i-scan 1 选项设定为 SE 模式,i-scan 2 选项设定为 TE 模式,i-scan 3 选项设定为 OE-1,但是考虑到临床上应用 OE-1 和 OE-2 频率更高,推荐前者作为主机的默认设定。

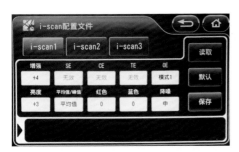
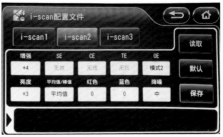

图 1-36 常用主机参数设定

当熟练掌握 OE 内镜后,可以自行保存相应的 OE 参数到 i-scan 1 或 i-scan 2 选项中,除了点击主机面板外,白光、i-scan 1 选项、i-scan 2 选项之间的切换也可以通过设定内镜按钮快速实现。

当应用 OE 内镜观察局部病变时,也常会遇到局部过亮的情况,其产生原理与白光类似,也与内镜的感光模式设置有关。正确设置平均值/峰值模式,是拍出满意内镜图像的关键。平均值模式下,整体黏膜背景较亮,有助于整体观察黏膜情况,但近距离黏膜成像容易过曝,不能清楚地显示黏膜表面或血管细节;峰值模式下,整体黏膜背景变暗,但是对于近距离观察的表面结构显示更清楚(图 1-37)。

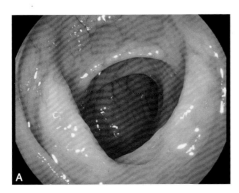
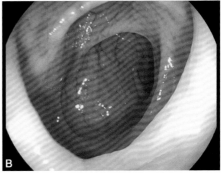

图 1-37 峰值模式(A)和平均值模式(B)的内镜图片对比

Twin 模式是 OE 系统的特色,该模式允许在同一屏幕内显示白光和 i-scan 两种不同类型下的内镜影像,也可以同时显示高清白光内镜和放大 OE 的图像,方便对病变在白光和电子染色下状态进行对比。该模式可以通过内镜主机设置面板调出,也可以通过设置内镜的快捷按钮实现(图 1-38)。

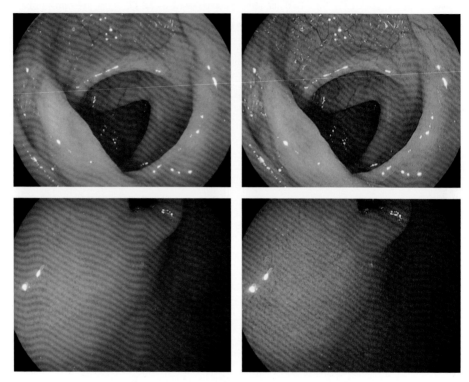

图 1-38   Twin 模式下同一位置黏膜在不同内镜模式下进行展示

消化道不同的位置决定了观察时采用不同的内镜模式,电子染色内镜对于食管病变的检出十分敏感,建议食管退镜时采用 OE-1 退镜观察;胃腔空间大,在寻找病变时可开启 OE-2,当开启放大诊断病变时建议改成 OE-1 进行观察;结肠的病变检查仍然建议在白光下进行,当发现病变时可以开启 OE-1 进行细节观察,确定病变类型。

老师点评

OE 内镜有诸多的模式和参数可以调整,利用好 OE 的优势,可以大大提高消化道病变的检出率。了解原理,熟悉操作,适合自己的参数才是最好的参数。

参 考 文 献

NEUMANN H，FUJISHIRO M，WILCOX CM，et al. Present and future perspectives of virtual chromoendoscopy with i-scan and optical enhancement technology［J］. Dig Endosc，2014，26 Suppl 1：43-51.

第二章

上消化道内镜检查

纸上得来终觉浅——我们开始上消化道检查吧

第一节　检查前准备

左老师：胃镜检查前需要做哪些准备呢？

小　鲁：口服咽部麻醉剂、祛泡剂和黏液溶解剂。

左老师：回答得很对！那是一口气全都喝下去，还是分开喝呢？什么时间
　　　　喝效果最佳？喝多少？有哪些选择？不同的咽部麻醉剂、祛泡剂
　　　　和黏液溶解剂有哪些区别？

小　鲁：这……

　　小鲁虽然知道胃镜检查前应该做哪些准备工作，但对于具体的细节还是
模模糊糊，如果您也不能准确回答上述问题的话，可以详细阅读本节，就能轻
松告知患者，提高其依从性，让胃镜检查更加高效，减少漏诊。

学习要点

➤ 减轻患者的咽部反应：规范咽部麻醉的时机和方法。

➤ 磨刀不误砍柴工：强调应用祛泡剂、黏液溶解剂的重要性。

1. 咽部观察反应大怎么办？

　　目前咽部麻醉多使用同时含有局部麻醉作用药物（如盐酸利多卡因、盐
酸达克罗宁胶浆等）和祛泡剂（如二甲硅油、西甲硅油）的胃镜胶浆。常用
的胃镜胶浆有盐酸达克罗宁胶浆、盐酸利多卡因胃镜润滑胶浆、盐酸奥布卡
因胶浆等。患者于胃镜检查前5分钟服用胃镜胶浆，建议用时振摇，将1支
胃镜胶浆（10ml）全部吸入口中，但不要立刻咽下，而是保持胃镜胶浆在下
咽部停留片刻（10~20秒为佳），然后再缓缓咽下，从而发挥最佳的咽部麻
醉的效果。除胃镜胶浆外，亦可使用含有上述局部麻醉作用药物的喷雾剂

进行咽部麻醉。

2. 黏液和泡沫影响观察怎么办?

（1）目前常用的祛泡剂主要有二甲硅油、西甲硅油和盐酸达克罗宁胶浆。

1）二甲硅油:临床常用的有散剂和乳剂 2 种类型。

散剂的用法:二甲硅油散剂 2.5~5g+水 30ml 于胃镜检查前 10~20 分钟口服,可有效祛除胃内泡沫,缩短胃镜检查时间,提高胃黏膜可视度。

乳剂的用法:二甲硅油乳剂 80mg+水 10ml 于胃镜检查前 10~20 分钟口服,效果同散剂。

2）西甲硅油:临床研究表明,西甲硅油 100mg（约 2.5ml）即能改善胃镜下胃黏膜可视度,剂量越大,效果越好,结合临床获益和经济成本,推荐每次胃镜检查前 10~20 分钟口服 10ml 西甲硅油。

3）盐酸达克罗宁胶浆:本品为局部麻醉药,同时具有祛泡作用。用法为胃镜检查前 10~20 分钟含服 10ml 盐酸达克罗宁胶浆,并且将其缓慢逐渐吞咽,可有效祛除胃内泡沫,缩短胃镜检查时间,提高胃黏膜可视度。

临床研究表明,服用上述任意一种祛泡剂后,采取体位变换的方式,并严格控制服药与胃镜检查的时间间隔,能够显著提高祛泡效果。推荐的体位变换方式为:服用祛泡剂后分别向左、向右翻身 90°,重复 2 次,然后调整检查床至头低脚高位,持续 1 分钟。

图 2-1 为应用西甲硅油祛泡剂前、后杯中泡沫的变化情况（杯中黄色液体为啤酒）。

（2）目前常用的黏液溶解剂有链蛋白酶颗粒、糜蛋白酶和乙酰半胱氨酸。

1）链蛋白酶颗粒:常规用量为 2 万 U,于胃镜检查前 10~20 分钟与祛泡剂同时服用,可有效去除胃内黏液,提高胃黏膜可视度。研究表明,链蛋白酶在胃内 pH 为 6~8 效果最好,因

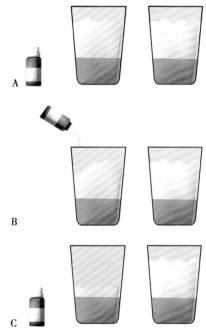

图 2-1　祛泡剂应用示意图
A. 两个杯子中充斥大量啤酒泡沫;
B. 向左侧的杯子滴入少量西甲硅油;C. 左侧的啤酒泡沫快速消除。

此临床实际应用时将 2 万 U 链蛋白酶颗粒与 1g 碳酸氢钠共同溶解于 50~80ml 饮用水中,振摇溶解后口服。

2）糜蛋白酶:目前尚无糜蛋白酶用于胃镜检查前准备的标准剂量。文献中报道的用法为 8 万 U 糜蛋白酶+1g 碳酸氢钠+40ml 生理盐水,与祛泡剂（如西甲硅油）联合于胃镜检查前 10~20 分钟口服。

3）乙酰半胱氨酸:目前尚无乙酰半胱氨酸用于胃镜检查前准备的标准剂量。文献中报道的用法为,200~300mg 乙酰半胱氨酸+祛泡剂（如二甲硅油）于胃镜检查前 10~20 分钟口服。由于乙酰半胱氨酸泡腾片的价格较为低廉,特别适用于经济条件相对低的农村地区使用。

目前临床推荐将祛泡剂与黏液溶解剂联合应用,可以达到协同增强的作用（图 2-2~图 2-4）。

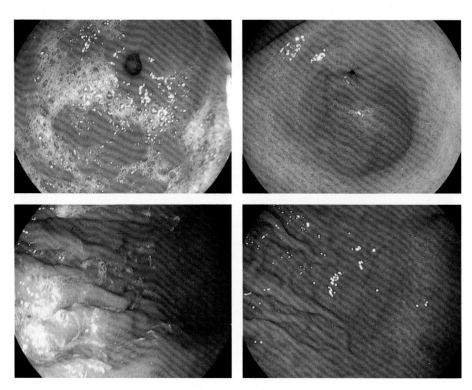

图 2-2　应用祛泡剂+黏液溶解剂前、后的胃镜所见

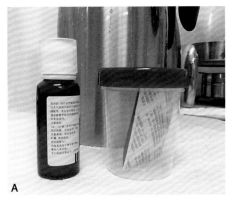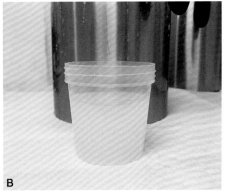

图2-3 常用祛泡剂+黏液溶解剂及混合后状态

A. 左侧棕色瓶为祛泡剂,右侧塑料杯中为黏液溶解剂;B. 祛泡剂和黏液溶解剂混合溶解后的状态。

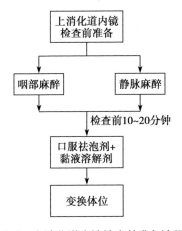

图2-4 上消化道内镜检查前准备流程图

3. 如何让患者的体验更舒适一些——无痛内镜,在舒适检查的同时保证患者的安全

左老师:今天你负责无痛内镜操作,你知道无痛内镜包括哪几个水平吗?

小 鲁:老师,我看过《中国消化内镜诊疗镇静/麻醉的专家共识》,包括清醒镇静、深度镇静和全身麻醉三个水平。

左老师:不错,哪些患者你会推荐他们做无痛内镜检查呢?

小 鲁:除了患者自己要求做无痛内镜,以及 ESD、ERCP、EUS-FNA 等特殊内镜诊疗的患者外,消化道肿瘤内镜筛查的高危人群或目标人群,消化道早癌 ESD 术后随访的患者也建议做无痛内镜检查。

左老师:很好！看来你对无痛内镜已经了解比较多了,别忘了再复习一下无痛内镜常见的并发症和紧急处理方法,有备无患。

小 鲁:好的,谢谢老师的指导！

消化道内镜诊疗虽属于微创,但是在进行过程中,仍然会造成患者恶心、咽痛、呛咳、腹痛等不适,许多患者因为恐惧心理而延误诊疗,无痛胃肠镜诊疗应运而生。近年来,随着人民生活水平的不断提高和镇静麻醉药品的不断改良,各级内镜诊疗中心几乎均可开展无痛消化内镜检查和治疗,且要求进行无痛内镜诊疗的患者比例也逐年攀升。

无痛内镜包括清醒镇静、深度镇静和全身麻醉三个水平。清醒镇静状态下,患者能够对语言和触觉刺激作出反应,并能维持呼吸和心血管功能。在深度镇静状态下,患者可以对痛性刺激作出反应,但需要通气支持。而在全身麻醉状态下,患者对痛性刺激没有反应,必须给予通气支持。在临床实际工作中,内镜检查往往采取清醒镇静的方式进行,药物多选择丙泊酚、咪达唑仑等;尤其是利用放大染色内镜或激光共聚焦显微内镜对高危患者进行内镜精查时,适度的镇静可以保证高质量的内镜检查,提高病变的检出率。而在ESD、内镜下黏膜切除术(endoscopic mucosal resection,EMR)等内镜治疗时,由于操作时间可能较长,则更多地选用深度镇静或全身麻醉的方式进行,从而保证患者的安全,降低并发症的发生率。

2014年中华医学会麻醉学分会和中华医学会消化内镜学分会共同制定并发布了《中国消化内镜诊疗镇静/麻醉的专家共识》,详细列出了消化内镜诊疗镇静/麻醉的适应证和禁忌证(表2-1)。

消化内镜诊疗镇静/麻醉的相对禁忌证(须在麻醉医师管理下实施镇静/麻醉,禁忌在非麻醉医师管理下实施镇静):①明确困难气道的患者,如张口障碍、颈颏颌部活动受限、类风湿脊柱炎、颞颌关节炎等;②严重的神经系统疾病者,如脑卒中、偏瘫、惊厥、癫痫等;③有药物滥用史、年龄过高或过小、病态肥胖、排尿困难等患者。

(1) 无痛内镜前的准备工作:

1) 禁食6小时,禁水2小时,麻醉医师术前访视,并确认签署麻醉知情同意书。无痛内镜诊疗前、后必须有至少一名家属陪同。

2) 开放静脉通路。

3) 患者吸氧、测血压、连接心电及血氧监护仪,配备吸引装置、急救药品和喉罩、球囊、气管插管等急救用具。

表2-1　消化内镜诊疗镇静/麻醉的适应证和禁忌证

适应证	禁忌证
所有因诊疗需要,并愿意接受消化内镜诊疗镇静/麻醉的患者	有常规内镜操作禁忌证或拒绝镇静/麻醉的患者
对消化内镜诊疗心存顾虑或恐惧感、高度敏感而不能自控的患者	ASA V级的患者
操作时间较长、操作复杂的内镜诊疗技术	未得到适当控制的可能威胁生命的循环与呼吸系统疾病,如未控制的严重高血压、严重心律失常、不稳定型心绞痛以及急性呼吸道感染、哮喘发作期等
一般情况良好,ASA I级或II级患者	肝功能障碍(Child Pugh C级以上)、急性上消化道出血伴休克、严重贫血、胃肠道梗阻伴有胃内容物潴留
处于稳定状态的ASA III级或IV级患者,可酌情在密切监测下实施	无陪同或监护人者
	有镇静/麻醉药物过敏及其他严重麻醉风险者

（2）无痛内镜诊疗过程中的监测:在无痛内镜诊疗的全过程中应给予患者连续监测,从而有助于在严重并发症发生之前发现相关早期征象,给予及时处理。进行无痛内镜检查的标准监测包括心电图、脉搏、血氧饱和度、无创血压和呼气末 CO_2。此外,麻醉师还需要连续评估患者各系统功能,进行直接观察和判断,并完成详细的麻醉记录单。

（3）无痛内镜诊疗后的监测:无痛内镜诊疗结束后,麻醉师应及时评估患者有无麻醉相关并发症的发生。待患者复苏后,方可离开或转移至病房管理,同时应告知患者麻醉可能引起较长时间的认知功能障碍,麻醉当天不能驾驶或从事危险性工作,即使患者本人自我感觉良好。

（4）无痛内镜相关并发症及处理措施:无痛内镜诊疗若是在严格规范的前提下操作,本身是一个较为安全的过程,严重的并发症大多由内镜操作本身引起,如出血、穿孔、感染等。在内镜麻醉相关并发症中,心肺并发症占50%以上,多为误吸、过度镇静、通气不足、血管迷走神经意外或气道梗阻所致。通过术前严格评估内镜麻醉相关风险、术中密切持续监测生命体征和神经系统状态、术后规范复苏流程,即可在并发症发生伊始将其遏制,从而避免严重情况的发生。

常见的循环及呼吸系统并发症的临床处理措施如下:

1）循环系统:术中出现的严重心动过缓,应立即静脉注射阿托品0.25~

0.5mg,若无效,可重复追加一次;血压下降明显者,可静脉给予升压药物。

2）呼吸系统:麻醉前常规鼻导管吸氧,嘱患者深呼吸,可以减少缺氧症状的发生。对于颈部短粗或小下颌的患者,术前要有预估,术中可采取提下颌的方式予以缓解。若出现轻度氧饱和度下降,可采取调高氧流量、改为面罩吸氧、提下颌的方法改善;若出现氧饱和度明显降低,应首先判断其原因是否为气道梗阻或呼吸抑制,再采取相应的措施予以纠正或抢救。

3）误吸:多见于胃潴留的患者,一旦遇到,应注意保留患者自身的保护性反射,同时尽快结束胃镜检查。对需要复方碘溶液［又称卢戈液（Lugol's solution）］喷洒或反流严重的患者,须及时调整检查床至头高脚低位。胃镜前口服的祛泡剂和黏液溶解剂一般不会造成误吸,但推荐进镜后先行适当吸引,以尽量减少误吸的可能性。对于时间较长的胃镜下治疗,一般在气管插管条件下进行。误吸一旦发生,应尽快采取气管插管、清理气道内误吸物等常规抢救措施。

总之,无论何种程度的镇静均可减少胃镜检查的痛苦,增加患者的依从性,提高胃镜检查的摄片质量和观察的细致程度,尤其适用于高危人群的内镜精查,便于利用染色内镜、放大内镜或激光共聚焦显微内镜实时在体分析病变的性质,提高活检的准确性;而对于内镜下早期消化道肿瘤的治疗,更是已经成为临床上较为普遍的选择。专业的麻醉医师通过内镜诊疗前、中、后的一系列规范化操作可以将麻醉相关风险降至最低,期待相关指南的发表使无痛内镜的全流程更加规范和安全。

老师点评

俗话说"磨刀不误砍柴工",良好的内镜检查前准备是高质量内镜检查的首要前提。"细节决定成败",咽部麻醉剂+祛泡剂+黏液溶解剂的规范应用必能有效降低早癌的漏诊率。无痛内镜可以有效提高患者的依从性,规范的全过程管理可以保证无痛内镜的安全性,减少药物相关的不良反应,使更多患者不因惧怕胃肠镜检查而错过诊断和随访的最佳时机。

参 考 文 献

［1］ 马娟,曾志刚,邓卫平,等.胃镜检查前口服不同剂量西甲硅油的临床价值比较［J］.中国全科医学,2018,21(6):707-711.

［2］ 邝嘉瑜,刘锦涛.胃镜检查术前用药的研究进展［J］.现代消化及介入诊疗,2018,23(1):124-126.

［3］ 中华医学会麻醉学分会,中华医学会消化内镜学分会.中国消化内镜诊疗镇静/麻醉的专家共识［J］.临床麻醉学杂志,2014,30(9):920-927.

第二节　胃镜插入与摄片

一、咽部

【上消化道内镜检查中】

小　鲁: 下一位患者有在本院接受过 2 次食管 ESD 的经历,这次是进行内镜复查。需要对食管进行仔细的检查。好的,下面要经过喉咙的狭窄处了。

左老师: 你等一下,咽部检查了吗?

小　鲁: 因为今天没有使用镇静剂,如果引起反射的话,患者也非常不舒服,所以咽部检查就免了吧。

这个场景中的这位实习医师尚没有形成观察咽部的习惯。作为读者的你是否也被说中了呢? 好好阅读本章内容,从现在开始认真执行吧。

学习要点

▶ 要理解咽部的解剖结构。

▶ 记住咽部检查的常规顺序。

1. 记住咽部的解剖结构　随着近年图像增强内镜(image-enhanced-endoscopy,IEE)如 OE、NBI、BLI 等的出现,使咽部的病变检查成为可能。也就

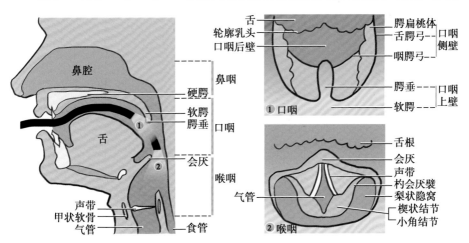

图 2-5　咽部的解剖

是说,在内镜领域已经迎来了"从口腔到肛门"都可检查的时代。

　　首先,我们要记住咽部的解剖学关系及部位名称(图 2-5)。接着,再通过内镜观察到的部位对应以上解剖学的位置(图 2-6)。

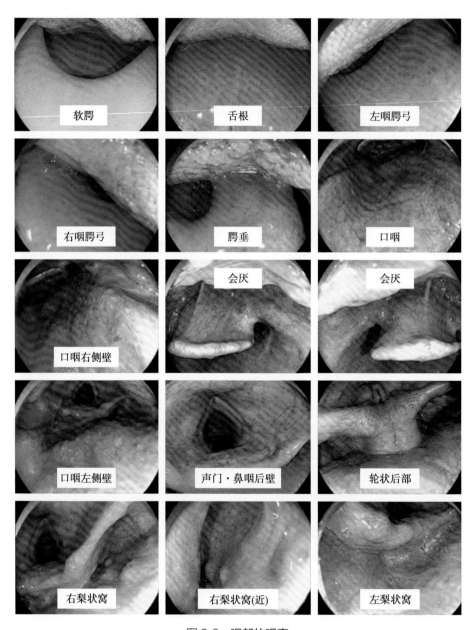

图 2-6　咽部的观察

小　鲁：左老师，我已经熟练掌握咽部的检查了，就放心交给我吧。

左老师：好的，下一位患者就交给你了。

小　鲁：我现在正在观察重要部位，你要忍一忍哦。

患　者：哦欸……哦欸……

左老师：小鲁，你不要用白光模式，最好换成 OE 模式。喉咙是患者容易感到痛苦的地方，需要你多多用心。患者"哦欸"的意思就是让你快使用 OE 模式。

2. 咽部检查的常规顺序　我们在进行咽部观察时，不要采用白光模式，而是采用 OE-1 进行观察。在咽部，IEE（OE）对非癌病变检出和诊断的临床意义不大，而在肿瘤性病变检出中非常有用。咽部是反射很强烈的部位。观察时需要医师尽量不要给患者造成痛苦，进行有次序的检查。

下面介绍我们一般进行咽部检查时的顺序：①将镜头先端从硬腭缓缓滑到软腭；②以腭垂为中心，再从右咽腭弓至左咽腭弓；③移出口咽区域后，观察左口咽的侧壁，之后一边移向喉头盖，一边向右口咽的侧壁移动；④接着向喉咽区域移动对右梨状凹陷进行观察，之后再观察杓状会厌襞以及轮状后部，并移动至左梨状凹陷。

通过这一系列的操作，最好能得到如图 2-6 中列举的那些照片。但因为不同病例存在不同的反射程度，并不是所有病例都能进行同样的观察，所以有必要对高危患者（包括有头颈部癌或食管癌病史或饮酒、吸烟史等）进行筛查。

另外，关于观察的时机，基本都应在插入时进行。当黏液、唾液开始分泌后进行冲洗会比较困难，而且在内镜检查的后半部分时间，咽部的麻醉效果也会减弱。

3. 咽部观察的技巧　考虑到咽部的反射比较强烈，所以希望能够保证一个好的观察条件。下面给大家提供几个小技巧：

（1）检查前患者喝下混有祛泡剂的水。咽部的黏液和气泡消失后，将更有利于观察。

（2）充分借助患者的配合，让患者进行"欸"的发声练习。

咽后壁是检查的死角，如果需要对其进行检查，可以使用 Valsalva 法。通过"欸"的发声练习可以让杓状软骨向上提，便于观察。

老师点评

咽部检查时间越长，患者的反射也会越强烈，这会对食管、胃及十二指肠的观察带来障碍。应该在高危人群筛选和熟练操作上多下功夫。

二、食管

小　鲁：好的,检查结束了哦。(迅速地抽出内镜)

左老师：咦,颈部的食管你观察了吗?

小　鲁：因为患者看上去很难受的样子,所以我尽快把内镜拔了出来。

左老师：因为在插入时无法观察颈部的食管,所以必须养成在拔出内镜时观察的习惯。

学习要点

➤ 插入和拔出内镜时对食管的观察。

➤ 检出病变,请使用 OE-1 进行操作。

刚插入食管时最容易引起反射,此时需要操作者和患者都保持冷静。内镜插入对食管上段的刺激强烈,所以最好先将镜头送至食管中段,目的是准备好观察条件。当患者的呼吸稳定后,首先要对食管黏膜进行冲洗。因为正轴方向上的重力方向在 7 点钟方向,冲洗时可朝着相反的方向进行,这样重力会使水回流至重力方向,并同时将气泡和黏液冲洗干净。

因为出现黏液或唾液的分泌后会导致冲洗困难,所以原则上在插入内镜时就开始观察,由于颈部食管容易引发反射而导致难以观察,故对食管入口和食管上段的观察可在拔出内镜时进行。

在食管和胃的结合部位,可以通过让患者进行深呼吸来仔细观察(图 2-7)。

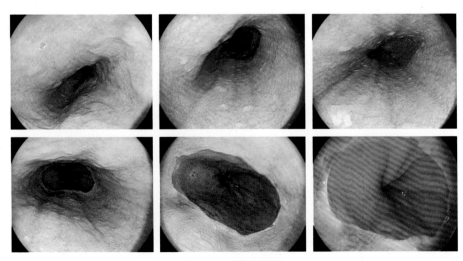

图 2-7　食管的观察

针对食管的观察,基本都选用 OE-1。在食管与胃接合部,则需要选用白光和 OE-1 两种模式进行观察(图 2-8)。

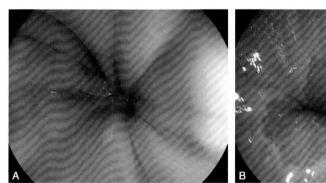

图2-8　食管与胃接合部的观察
A.接合部;B.接合部(深呼吸时)。

三、胃及十二指肠

学习要点

➤ 注意对胃黏膜清洗干净后进行观察。
➤ 时刻牢记着重叠拍摄,对整个胃部进行无死角的观察。

1. 胃(插入十二指肠前)　进入胃部后,让镜头沿着大弯的皱襞向前移动,即可完成从胃体至胃窦的插入。我们在进行筛查观察时,会在对胃部进行观察前将镜头先插入十二指肠,但是胃体下部大弯、幽门环、胃小弯会因为在十二指肠拉伸镜头时与镜头接触,所以这些部位需要在接触之前完成对病变有无的观察和拍照,之后再插入十二指肠。

2. 十二指肠　在球部进行角度的操作,让镜头不至于回缩。十二指肠球部后壁容易成为死角,需要操作者加以注意。完成对十二指肠球部的观察后,调整镜头为向上视角并向右扭曲,以使内镜插入十二指肠降段,并对十二指肠降段进行观察(图 2-9)。

3. 胃部(完成十二指肠插入后)　在进行胃内部的观察前,首先要对胃内部进行冲洗。利用各个部位的重力方向进行有效冲洗。要时刻留意胃窦小弯前壁的重力方向、体部最低的穹窿部大弯的重力方向。尤其是在胃体部小弯处,采用在胃体下部保持反转的状态,从前壁至后壁慢慢用水来回冲洗的方法可提高冲洗效率。虽然现在越来越多的内镜带有自动送水装置,但是手

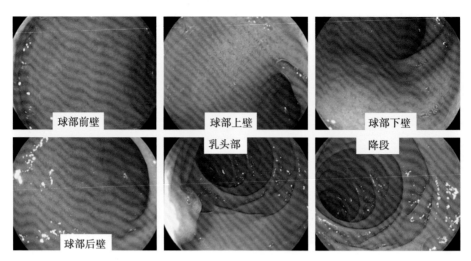

图 2-9   十二指肠的观察

动送水可以凭感觉对水流大小进行细微调整,我们一般采用 50ml 的针筒由操作者亲手进行清洗操作。

等到充分冲洗干净后,从胃窦至胃角,用 U 形回旋的方式将镜头拉起,对穹窿部进行观察。接着一边调整左右角度,一边观察,注意不要遗漏了贲门部位。保持 J 形不变,从贲门部位开始朝向胃角部送气,一边让胃伸展开来,一边以小弯线为中心让镜头来回拉伸进行观察。当镜头折入至胃角部时,解除反转,接着一边往回拉,一边进行俯视观察。此时需要让大弯的皱襞充分伸展,使小弯线和大弯线在 12 点钟方向和 6 点钟方向上保持轴的一致并拍摄照片(图 2-10)。

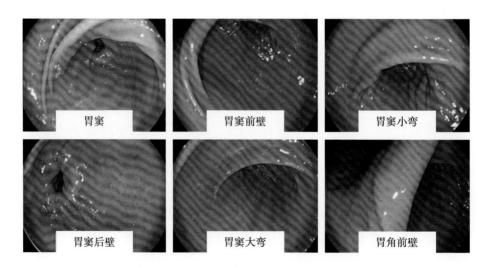

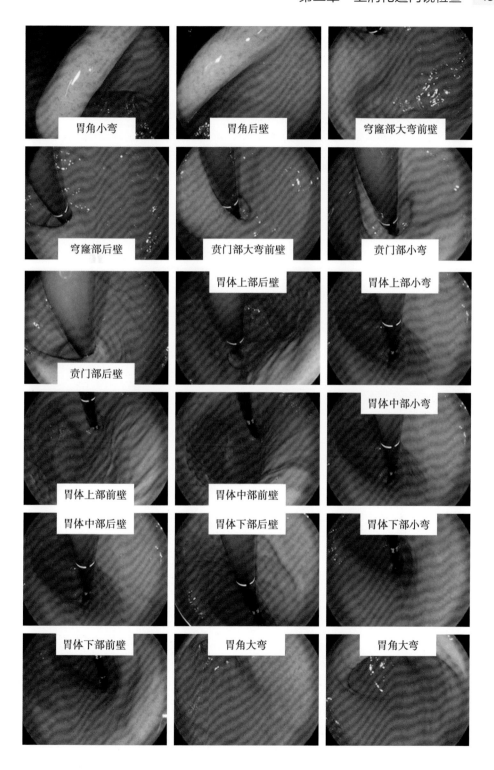

胃角小弯　　　　　胃角后壁　　　　　穹窿部大弯前壁

穹窿部后壁　　　　贲门部大弯前壁　　　贲门部小弯

贲门部后壁　　　　胃体上部后壁　　　　胃体上部小弯

胃体上部前壁　　　胃体中部前壁　　　　胃体中部小弯

胃体中部后壁　　　胃体下部后壁　　　　胃体下部小弯

胃体下部前壁　　　胃角大弯　　　　　　胃角大弯

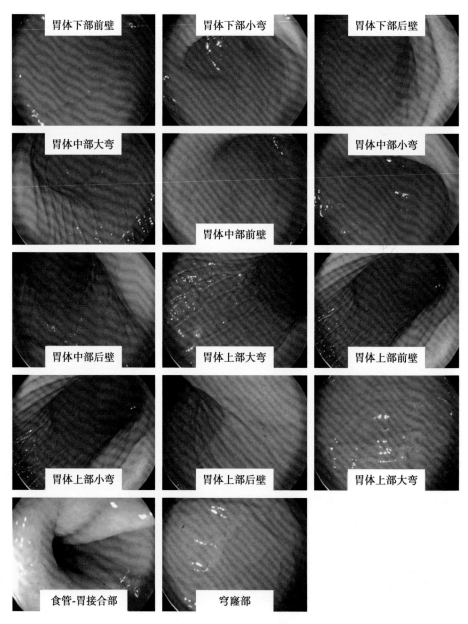

图 2-10　胃部的观察

四、内镜插入时的窍门

1. **嗅物位**　可使患者采取让下腭在上方和前方位置的卧姿,因其姿势像是要闻鼻子前方物体的气味,故得名。此时,口腔和咽部的夹角变缓和,可以在插入内镜时减轻患者的痛苦。另外,咽部区域的观察也更容易操作(图 2-11)。

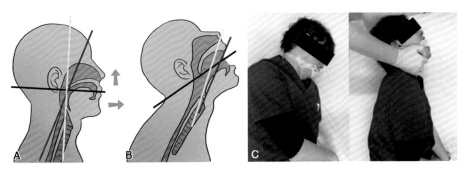

图 2-11　嗅物位

A.常规体位;B.嗅物位;C.嗅物位示例。

2. 插入时要温柔地接近左梨状窝(图 2-12)　从左梨状窝开始接近是常规采用的方法。在左梨状窝处稍微向右打一下方向,慢慢向正中部位滑过去,用这样的方式插入内镜。一边持续送气,一边插入,可以减少视野盲区的情况,完成从颈部食管的插入。

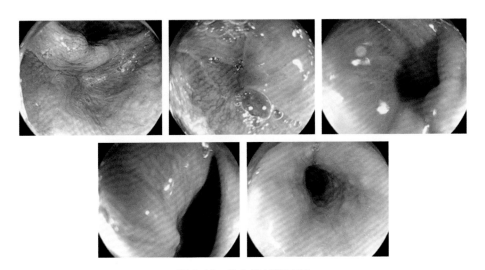

图 2-12　从左梨状窝接近

老师点评

通过将自己的观察方法常规化,可以实现无遗留的观察,这一点很重要。

第三节　上消化道染色内镜

染色,内镜观察的好帮手

染色内镜(chromoendoscopy)又称色素内镜,通过活体染色剂的应用,增加病变黏膜与正常黏膜的对比度,使病灶形态、范围显示得更清晰,增加活检准确性。技术相对简单,无须特殊设备,应用范围也从最初的胃黏膜染色逐渐扩展至食管、胃和结肠,与放大内镜联合应用可进一步提高诊断能力。

> **学习要点**
>
> ► 知其然:了解染色剂的种类。
> ► 知其所以然:了解常见染色剂的作用机制。
> ► 将简单技术变得不简单:掌握喷洒和观察中的要点。

1. **染色剂的种类**　理想的染色剂应无毒、色彩对比明显、对黏膜有良好的亲和性、准确反映黏膜微细变化、价格便宜且容易获得。染色剂根据作用机制,可主要分为对比类、吸收类、反应类(表 2-2)。

表 2-2　常见的内镜染色剂

染色剂种类	作用原理
对比类	
靛胭脂(indigo carmine)	不被吸收,沉积于黏膜皱襞沟纹和腺管开口之间,显示黏膜细微凹凸改变及边界
吸收类	
复方碘溶液(Lugol's solution)	含糖原的正常食管鳞状上皮遇碘被染为深褐色,炎症、上皮内瘤变及鳞癌淡染或不染色
亚甲蓝(methylene blue)	结肠及胃肠上皮化生的吸收细胞染为蓝色,上皮内瘤变及癌染色不均匀或不染色
醋酸(acetic acid)	使上皮细胞透光性下降,呈现白化效应,增强黏膜表面形态结构立体感
结晶紫(crystal violet)	可与瘤变细胞的细胞核结合而染色
反应类	
刚果红(congo red)	在酸性条件下会由红色变成蓝黑色或黑色,在胃内可以显示胃黏膜泌酸上皮

2. 常见染色剂的作用机制

（1）对比类染色剂：以靛胭脂最为常用，喷洒后利用重力作用，物理沉积于黏膜腺窝开口及异常凹陷处，显示黏膜的细微凹凸改变及其立体结构，不被黏膜吸收，也不与之发生反应，若视野不清或染色效果不佳，可冲洗掉染色剂后重新喷洒观察。内镜下显示为深蓝色（图 2-13），常用浓度为 0.2%～1.0%。术前应用祛泡剂、黏液溶解剂清洁，喷洒后 2～3 分钟后观察效果更佳。

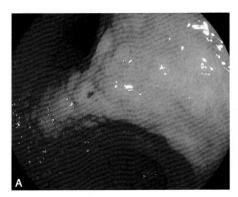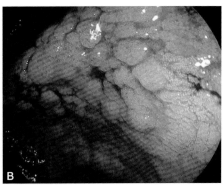

图 2-13　胃黏膜靛胭脂染色
A. 染色前病变边界欠清晰；B. 染色后边界明显。

（2）吸收类染色剂：染料可被胃肠道黏膜上皮细胞摄取吸收而显色，根据表面黏膜的相应着色特征提高内镜的诊断能力。

常用染色剂包括：

1）复方碘溶液：又称卢戈液（Lugol's solution）。正常成熟非角化的食管鳞状上皮胞质内富含糖原，遇碘后染为棕褐色，食管炎症、上皮内瘤变及早期食管癌等疾病状态下，细胞内糖原含量减少，病灶黏膜染色性减低后呈浅染区或不染区（图 2-14），诊断敏感性高。常用浓度为 1%～2.5%，直接喷洒黏膜后观察。

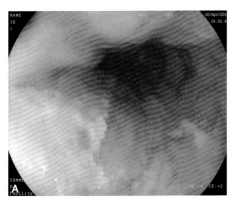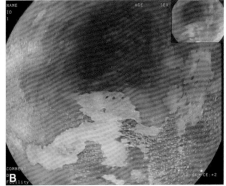

图 2-14　早期食管癌碘染色
A. 染色前；B. 染色后。

小　鲁:碘染色这么有用,以后我要对每位患者都进行染色。

左老师:碘过敏者、甲状腺功能亢进者应避免应用。碘染色也会有部分不良反应,如胸痛、烧心、咽部不适、恶心等,表面应用 10% 硫代硫酸钠中和有助于缓解症状。

小　鲁:为什么喷洒硫代硫酸钠可以改善症状?

左老师:卢戈液喷洒于黏膜后释放单质碘(I_2),具有氧化性的 I_2 可破坏黏膜上皮的屏障功能,引起刺激症状,而硫代硫酸钠可与游离碘发生化学反应,中和并脱去碘的棕色,其化学方程式为 $I_2 + 2Na_2S_2O_3 = 2NaI + Na_2S_4O_6$。

2)亚甲蓝:与上皮细胞的细胞核结合染色,上消化道正常鳞状上皮和胃黏膜上皮不吸收亚甲蓝,肠上皮化生、上皮内瘤变及癌组织黏膜可出现不同程度的亚甲蓝着色(图 2-15)。而下消化道含柱状上皮的结肠黏膜吸收亚甲蓝染为蓝色,炎症、上皮内瘤变及癌等可出现黏膜失染或染色不均。常用浓度为 0.5%,喷洒染色 1~2 分钟,充分冲洗后观察。

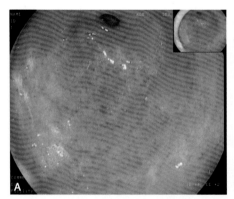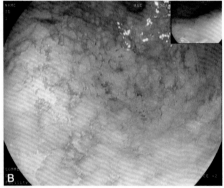

图 2-15　胃窦亚甲蓝染色
A. 染色冲洗前;B. 冲洗后见广泛染色区,病理证实为肠上皮化生。

小　鲁(兴奋):老师,我发现虽然同为瘤变的病灶,在胃镜和肠镜中使用亚甲蓝染色会有不同的表现。我已总结出,上消化道正常区域不染色,异常区域染色;下消化道正常区域染色,异常区域不染色,对吧?

左老师：基本正确，但需要注意上消化道正常区域不染色是因为不含柱状上皮，你再联想一下，十二指肠球部异位的胃化生上皮会是什么情况？

小　鲁：哦，异位的胃化生上皮不吸收亚甲蓝，应该是不染色的。

左老师：对啦！

3）醋酸：又称乙酸，染色后可通过细胞膜进入胞质，引起细胞角蛋白可逆性聚合，透光性下降，呈现白化效应，使黏膜表面柱状上皮的腺管形态结构立体感增强，作用可持续 1~2 分钟。多用于上消化道中肠化和上皮内瘤变观察，常用浓度为 1.5%。

小　鲁：记住了，醋酸要染色 2 分钟后观察……

左老师：错啦！醋酸染色是一个动态观察的过程，需要持续观察。喷洒醋酸后，癌部位和非癌部位都发生白色化，但癌的部位较非癌的部位白色化消失得更早。一般经过十几秒癌部位的白色化就开始消退，非癌部位白色化持续约 1 分钟消失，癌部位呈现带透明感的发红改变，据此来帮助我们进行范围诊断和靶向活检（图 2-16，图 2-17）。

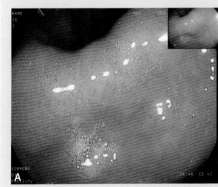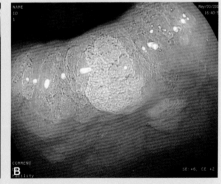

图 2-16　萎缩性胃炎醋酸染色
A. 染色前；B. 染色后见白色结节，病理证实为肠上皮化生。

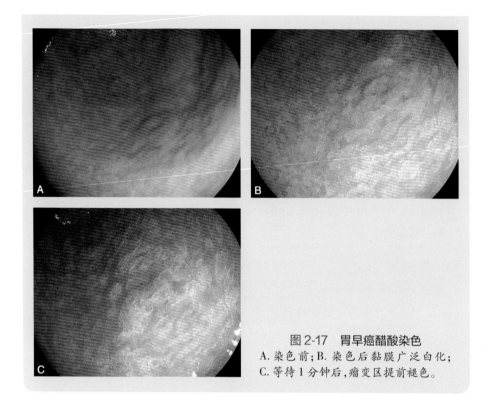

图 2-17　胃早癌醋酸染色
A. 染色前；B. 染色后黏膜广泛白化；
C. 等待 1 分钟后，瘤变区提前褪色。

4）结晶紫：可被异常的大肠黏膜及巴雷特食管相关瘤变所吸收，将腺凹开口周围染为紫色。常用浓度为 0.05%~0.2%，染色方法与亚甲蓝染色法类似。此外，结晶紫还可作为表面喷洒的荧光对比剂，用于激光共聚焦内镜检查，有利于显示黏膜上皮细胞核。

（3）反应类染色剂：因与胃黏膜表面 pH 不同，染料与黏膜表面分泌物发生化学反应而变色，如刚果红、苯酚红等，目前临床较少应用。刚果红为 pH 指示剂，pH<3.0 时胃黏膜表面形成蓝黑色或黑色的带状变色区，范围与胃底腺分布一致。常用浓度为 0.3%~0.5%，将 0.3% 刚果红和 5% 碳酸氢钠混合溶液对全胃黏膜喷洒，然后肌内注射五肽促胃液素促进胃液分泌，数分钟后观察黏膜着色情况。适用于萎缩性胃炎、胃黏膜异位、早期胃癌的诊断及迷走神经切除术的疗效判断。

3. **染色检查方法**

小　鲁：老师，学习了这么多，好想马上用一下染色剂啊！

左老师：先别急，染色内镜前的注意事项，你都了解了吗？

需要注意的事项：

（1）消化道内的黏液会显著影响染色效果，因此染色内镜在上消化道应用前需进行充分的祛泡和祛黏液处理（图2-18），结肠镜检查前需经严格的肠道准备，注意将病变附近的潴留液吸尽。在冲洗时，尽量减小水压，不应直接冲击病变部位，而应冲洗其边缘，避免引起病变出血。

（2）染色剂的导入方式包括注射器直接喷洒和喷洒管喷洒，借助于喷洒管可使染料分布更均匀，同时减少用量。

（3）询问患者有无染色剂过敏史，先行常规内镜检查选定染色部位，处理黏膜表面的气泡及黏液，经活检通道插入喷洒管，以超出内镜头端2~3cm为宜，选择适当的染料经喷洒管导入，边喷洒边旋转镜身（图2-19），使之均匀分布于黏膜表面，待充分反应后观察。

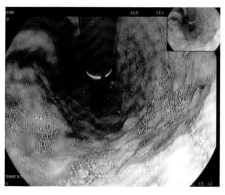

图2-18　泡沫和黏液会影响染色剂的附着，造成观察不良

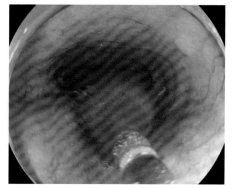

图2-19　喷洒管喷洒碘染色

小　鲁：左老师，下一例是位食管病变的患者，我已经准备好碘染色了，自下而上，喷洒到距门齿20cm……

左老师：停止！碘液刺激性较强，再向上喷洒容易引起患者误吸。最好抬高患者床头，口诀为"洗喷等吸"。

首先冲洗食管，去除多余的黏液和气泡，以改善碘染色效果；之后喷洒碘液，喷洒时因重力作用碘液容易积聚于食管左前壁，故应注意向右后壁方向喷洒；等待观察食管着色和粉色征时，要注意清洗、吸引食管腔内和胃腔内残余的碘液。应注意碘染后会造成一定的食管黏膜损伤，再次碘染色应在1周后进行，以免影响染色效果。

小　鲁：碘染色能够帮助判断病变浸润深度吗？

左老师：可以，碘染色后观察席纹征（matting texture sign）有助于判断病变浸润深度，食管黏膜受到碘液染色刺激后，食管黏膜肌蠕动形成黏膜环，如果黏膜肌被肿瘤侵犯，会造成蠕动不良，导致病变区域席纹征中断，可初步判断肿瘤累及深度达到了黏膜肌层（图2-20）。

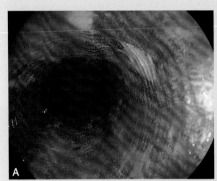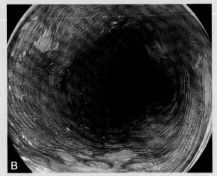

图 2-20　碘染色席纹征
A. 席纹征存在；B. 席纹征中断。

小　鲁：碘染后分布的"小白点"是什么结构？

左老师：这和食管鳞状上皮的结构特点有关，食管黏膜固有层形成乳头凸向上皮，乳头内毛细血管襻（intraepithelial capillary loop，IPCL）可为上皮提供血液供应。乳头所在区域因为棘细胞层厚被压缩，糖原含量相对减少，染色后乳头上方区域表面会淡染（图2-21）。

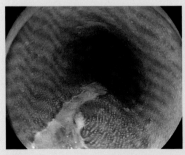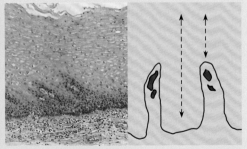

图 2-21　小白点反映乳头的位置所在

老师点评

　　染色方式简单、方便,易于基层推广应用,可根据自己的临床实际及具体的病情要求灵活运用,可以单用一种染色方法,也可以几种染色方式一起使用,亦可以与放大内镜的技术有机结合,以期获得最佳的观察效果,提高诊断水平。

第四节　上消化道内镜活检

活检,并非简单抓取

小　鲁:这位患者胃底有病变,需要活检。

左老师:要注意内镜是 U 形反转状态,活检钳会损伤内镜前端的弯曲部,先伸直镜身,伸出活检钳,然后反转镜身活检,如仍难以取材,可退镜至正面能观察到的部位取材。

小　鲁:活检钳送到病变部位了。

左老师:要使活检目标置于内镜视野中央,并使活检钳与病灶部位呈垂直位。活检钳以伸出 2cm 左右为宜,此时容易观察清楚,而且活检钳不会弯曲。

小　鲁:我该从哪里活检呢?

　　随着消化内镜技术在临床应用的普及,各类内镜技术均能获取组织学或细胞学的标本而作出病理学诊断,对疾病的诊治起着十分重要的作用。工作中一定要仔细谨慎、精益求精地取得最佳的标本,为作出准确的临床诊断打下良好的基础。但是,作为内镜医师的你,真的会取活检吗?

学习要点

　➤ 注意不同病变部位的活检策略各不相同。

　➤ 注意合理应对活检渗血。

　➤ 获取标本并非活检的结果:了解活检标本的处理。

　➤ 需要格外注意困难部位、弥漫病变的活检策略。

1. 病变的活检点选择

(1) 隆起性病灶在其顶部(充血、糜烂等)及其基底部(糜烂、凹凸不平、色泽改变等)活检(图2-22)。

（2）隆起息肉性病变则要求在息肉的糜烂面取材,对能摘除的息肉,提倡全瘤活检,以免遗漏癌变组织。

（3）平坦性病灶在病灶周边或中央、黏膜皱襞中断处活检(图2-23)。

（4）溃疡性病变应在溃疡隆起边缘上,特别是在结节性隆起顶部及溃疡缘内侧交界处活检(图2-24)。

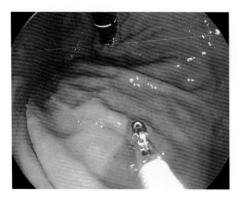

图 2-22　隆起病变取活检

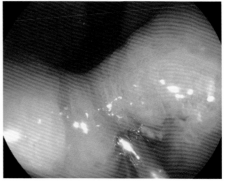

图 2-23　平坦病变取活检

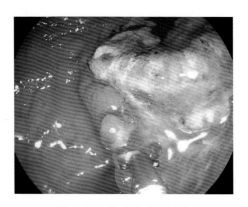

图 2-24　溃疡病变取活检

（5）黏膜下肿物活检取材阳性率不高,可采用深凿原位活检方法,反复在一处活检有可能取到病变组织。

小　鲁:您看我在这里活检可以吗?

左老师:第一块活检很重要,后续活检因黏膜出血易影响视野,尽量从病变低位开始取,这样血往低处流,还可看清上方的病变。

小　鲁:老师您看,活检部位还在渗血?

2. 活检渗血的对策

（1）内镜活检可损伤至黏膜层或深达黏膜下层，最常见的并发症就是出血，一般可自行停止。

（2）如果钳破较大的小动脉或溃疡底部的血管，就会造成大量出血，甚至引起凝血功能紊乱，所以活检后应仔细观察，至出血停止后，方可退镜。

（3）必要时，可给予去甲肾上腺素溶液表面喷洒，或金属钛夹夹闭止血。

（4）活检术后，嘱患者流质或半流质饮食，并进行自我监测，防止迟发性出血的发生。

> 小　鲁：这个病变活检了6块，活检数量多会不会引起穿孔？
> 老　师：活检后穿孔比较少见，多因对较深的溃疡性病变底部活检过多、过深或活检时牵拉导致浆膜损伤造成，应注意避免。
> 小　鲁：活检已完成，大功告成！
> 老　师：等等，标本的处理更为重要，不能半途而废。

3. 活检标本的处理

（1）用镊子夹持纸片，将活检组织黏附在纸片上，防止组织变形。

（2）及时将标本放入10%中性缓冲甲醛溶液固定，固定液应超过标本体积的10倍，标本固定时间为6~48小时，固定温度为正常室温。

（3）取出的标本要马上贴上标签，标记清楚患者的姓名、性别、年龄以及标本部位、数量等信息，如多个部位活检，不同部位的标本须分瓶保存。

（4）填写病理申请单，向病理医师准确地提供送检标本的部位、标本数量、内镜所见和简要病史等信息。

> 小　鲁：内镜活检看来也不难，今天get了一项新技能！
> 左老师：刚才那个部位取活检不是很难，临床上我们还会碰到取材困难的部位，或者病变弥漫，不知该从何处取材的情况。

4. 困难部位的内镜活检策略

（1）食管、胃体后壁，十二指肠降段平坦病变等，活检钳很难垂直于病灶，尽量将病变部位调至视野上方，这样可充分发挥大弯钮的力量，使活检钳紧贴活检部位。

（2）先把活检钳伸出，露出1~2cm，估计病灶和活检钳的位置吻合，调节大弯钮，把镜头向病灶靠拢，此时视野往往是一片红，告诉助手钳夹，然后略退镜观察，确定部位正确时取材。

5. 弥漫病变的活检策略

（1）萎缩性胃炎：胃角、胃窦距幽门 2~3cm 的大弯侧和小弯侧，胃体距贲门 8cm 的大弯侧和小弯侧，共取 5 块活检（图 2-25，图 2-26）。

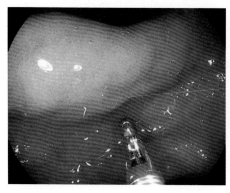 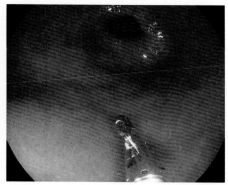

图 2-25　胃窦小弯取活检行幽门螺杆菌检测

图 2-26　胃窦大弯取活检行幽门螺杆菌检测

（2）自身免疫性胃炎：胃体、胃底，内镜表现为糜烂、溃疡、结节、息肉、肿块等病变处多部位活检。

（3）巴雷特食管：根据内镜所见的病变范围或疑似伴有异型增生的区域活检。

老师点评

病理检查是病变定性的"金标准"，活检标本又是作出准确病理诊断最重要的基础。内镜检查时，若发现可疑病变，应该全部活检，通过病理来确定病变性质。切不可仅靠主观臆断放弃病理检查。

参 考 文 献

［1］中华医学会消化内镜学分会病理学协作组.中国消化内镜活组织检查与病理学检查规范专家共识（草案）［J］.中国实用内科杂志，2014，34（9）：862-866.

［2］ASGE Standards of Practice Committee，SHARAF R N，SHERGILL A K，et al. Endoscopic mucosal tissue sampling［J］. Gastrointest Endosc，2013，78（2）：216-224.

第三章

下消化道内镜检查

绝知此事要躬行——开始进行下消化道检查吧

第一节 检查前肠道准备

一、肠道准备 ABC

肠道准备须事无巨细

> **大圃老师**：哎呀，你看这枚息肉，在粪水中隐约可见，如果肠道准备再差一点的话，就被漏掉了啊！
>
> **小　　鲁**：嗯，还好，粪便没那么多……
>
> **大圃老师**：肠道准备质量好了，结肠镜的质量才有保证。
>
> **小　　鲁**：今天真的深有体会！老师，请为我们讲一讲肠道准备的知识吧。

肠道准备是结肠镜检查前需要完成的一项重要工作。结肠镜检查前的肠道准备通常包括肠道清洁药物的选择、肠道准备方案的制订、患者教育和肠道准备质量的评估。此外，冲洗、吸引等术中肠道清洁措施是肠道准备的重要补充。

学习要点

> ➤ 聚乙二醇电解质散(PEG)是较为理想的肠道清洁药物。
> ➤ 个体化肠道准备是提高整体肠道准备质量的重要措施。
> ➤ 需要重视患者教育。

1. **肠道准备的常用药物**　用于肠道准备的药物主要包括 PEG、磷酸钠盐、硫酸镁、甘露醇、中药(如番泻叶)、匹克硫酸钠等，其特点见表 3-1。

PEG 具有安全、有效且耐受性良好的优点，是目前国内外最为推荐的肠道清洁药物。对于肝肾功能不全、电解质紊乱、充血性心力衰竭等特殊人群，

PEG 同样安全、有效。此外,PEG 是妊娠期、哺乳期女性及婴幼儿肠道准备的首选药物。

表 3-1　结肠镜前肠道准备常用的药物和特点

药物种类	特点	清洁效果	耐受性	安全性	价格
聚乙二醇	等渗	优	良	优	低
硫酸镁	高渗	良	良	良	低
磷酸钠盐	高渗	优	良	中	低
甘露醇	高渗	良	中	中	低
匹克硫酸钠	高渗	良	优	良	高

注:参考自《中国消化内镜诊疗相关肠道准备共识意见》。

2. 口服肠道清洁药物的禁忌证及对策

小　　鲁:老师,如果肠梗阻的患者需要做结肠镜,怎么喝泻药啊?

大圃老师:嗯? 肠梗阻是喝泻药的绝对禁忌证,喝不得啊! 我们来谈一谈口服肠道清洁药物的禁忌证和对策吧。

（1）口服肠道清洁药物的绝对禁忌证包括:消化道梗阻或穿孔、急性重症肠道感染、吞咽功能障碍、中毒性巨结肠、意识障碍。对于这类患者,如果有进行结肠镜诊治的必要,可根据情况应用清洁灌肠代替口服肠道清洁药物进行肠道准备。

（2）对于相对禁忌证,多数可通过调整肠道清洁药物的种类和剂量而达到清洁肠道的目的。

1）建议充血性心力衰竭患者、肝硬化患者及慢性肾功能不全患者使用 PEG,肾移植者及充血性心力衰竭患者应避免使用磷酸钠盐。

2）建议在清洁肠道当天及之后的 72 小时内禁用 ACEI 或非甾体抗炎药,在清洁肠道当天停用利尿剂及降糖药物。

3）对于不完全性肠梗阻及严重便秘的患者,应当首先给予药物缓泻,再酌情进行肠道清洁。

3. 肠道准备方法

大圃老师:我们明天上午 10 点计划为 28 床患者做结肠镜检查,请把肠道准备的方法告诉患者吧。

小　　鲁:没问题。（自信满满的样子）

大圉老师：嗯……那你说说看。

小　　鲁：首先让患者今天吃低渣的食物，比如面条、鸡蛋等。

大圉老师：不错！（眯眯笑）

小　　鲁：然后告诉患者今天晚上把泻药喝完。（想继续长篇大论的样子）

大圉老师：嗯？（表情略严肃）今天晚上都喝完可不行哦。肠道准备在检查前2~7小时完成是可以接受的。

小　　鲁：欸？（思考状）

大圉老师：如果今天晚上就完成肠道准备，小肠的内容物在夜间会排到结肠里去，明天上午的结肠里就又会有粪便出现了。

小　　鲁：我明白啦！那我让患者明天凌晨4：00至6：00进行肠道准备。

大圉老师：嗯，肠道准备也可以分次进行哦。今晚让患者喝一半泻药，明天凌晨让患者5：00至6：00喝另一半泻药，那么患者可以多休息1个小时呢！（眯眯笑）

小　　鲁：哇，还可以这样啊！

大圉老师：是的，这是指南推荐的方法，而且肠道准备成功率很高呢！

肠道准备按服药时机主要分为两种，即分次法（split-dose regimen）和当天一次法（same-day regimen）。

分次法为患者在结肠镜检查前1天及当天分别服用半量的肠道清洁药物，尤其适用于上午进行的结肠镜检查。对于下午进行的结肠镜检查，可应用一次法，即检查当天上午进行肠道准备（表3-2）。

表3-2　肠道准备分次法和当天一次法的异同

	分次法	当天一次法
适用情况	均适用	尤其适用下午结肠镜
优点	耐受性好，尤其适用大剂量（4L）方案	对睡眠影响小
缺点	影响患者睡眠	对大剂量方案耐受性差
肠道准备质量	确切	确切
安全性	好	好

在结肠镜检查前4~6小时开始服用分次法的第二次剂量或一次法的全部剂量，并在检查开始前至少2小时结束。

对于普通人群,推荐服用 2~3L PEG 等渗溶液进行结肠镜检查前的肠道准备。推荐的服药速度为 10 分钟服用 250ml,2 小时内服完。在饮食方面,结肠镜检查的前 1 天应进低渣或流质饮食,且在检查当天禁食。

4. 个体化肠道准备

> **大圃老师**:哎呀!这名患者的肠道准备太差了!结肠里还有好多粪便……
>
> **小　　鲁**:这个不奇怪啊,总有一部分患者肠道准备不好嘛!文献报道肠道准备失败率有 20%~40% 呢!(不以为意的样子)
>
> **大圃老师**:(皱眉)那么请问,为什么有那么多患者的肠道准备不好呢?
>
> **小　　鲁**:呃……呃……
>
> **大圃老师**:呵呵。请问影响肠道准备质量的因素有哪些呢?
>
> **小　　鲁**:这个我知道!超重、高龄、服用三环类抗抑郁药物、糖尿病、慢性便秘、结直肠手术史、住院患者……
>
> **大圃老师**:嗯。那么这名患者占了几个高危因素呢?
>
> **小　　鲁**:糖尿病,慢性便秘,年龄也已经 70 岁了。
>
> **大圃老师**:说说你为患者选择的方案吧。
>
> **小　　鲁**:是指南推荐的常规方案,聚乙二醇电解质散溶液(PEG)2L。
>
> **大圃老师**:对于有高危因素的患者,应该加大聚乙二醇电解质散溶液的剂量,比如用 4L,可以显著提高肠道准备的成功率,进而增加腺瘤检出率、提高结肠镜操作的安全性、缩短进镜时间等。
>
> **小　　鲁**:4L 啊,剂量有点大啦,可能有些患者耐受不了呢。
>
> **大圃老师**:呵呵,有办法!第一呢,可以使用分次法,结肠镜检查前一天和当天各服用 2L PEG,这样一来,患者就很容易接受了。第二呢,可以在 2L PEG 的基础上联合使用辅助性泻药,例如比沙可啶、抗坏血酸盐、番泻叶等,也能够显著提高肠道准备的成功率。
>
> **小　　鲁**:哇!在进行用药指导前,识别肠道准备失败的高危患者,然后给予强化剂量的肠道准备方案,就能够提高这部分患者的肠道准备质量。原来如此啊!
>
> **大圃老师**:是的,对于低危患者,就给予常规剂量的泻药;对于高危患者,就给予强化剂量的泻药,这就是个体化肠道准备。

在为患者选择肠道准备方案时,应该根据其病史、使用药物以及既往结肠镜检查时肠道准备质量情况(表 3-3)制订个体化肠道准备方案。

表 3-3 肠道准备失败的独立危险因素

超重	ASA 评分≥3 分
年龄≥60 岁	住院状态
正在服用三环类抗抑郁药物	结直肠外科手术史
糖尿病	既往肠道准备失败史
慢性便秘	

注:ASA,美国麻醉医师健康状态分级系统评分(American Society of Anesthesiologists Physical Status Classification System score)。

对于没有上述危险因素的低危患者,可采用常规剂量(2~3L PEG)的肠道准备方案;对于肠道准备失败的高危患者,应增加泻剂的用量(4L PEG)或使用比沙可啶等辅助性药物以提高肠道准备质量。

个体化的肠道准备策略可以经济、有效地提高整体的肠道准备成功率,进而提高结肠镜检查的质量。

5. 患者教育

> 大圃老师:欸? 这位患者的肠道准备好差啊,粪水太多了!
>
> 小　　鲁:(皱眉头)是啊,我告诉他要喝完 2L 泻药,可他却只喝了 1L。
>
> 大圃老师:嗯,我看有可能你对他的患者教育没到位哦(眯眯笑)。
>
> 小　　鲁:哦,看来患者教育也很重要啊!

患者教育是医护人员通过口头、书面等方式使患者对肠道准备方案及注意事项充分理解的过程,是患者依从肠道准备方案的重要保障。表 3-4 介绍了患者教育的基本内容。

表 3-4 肠道准备患者教育的基本内容

充分的肠道准备及良好的患者依从性的重要性	常见问题和不良反应的应对措施
饮食指导:允许和禁止的饮食	如何根据排泄的大便情况判断肠道准备质量
口服泻药的量、时机、服用速度等细节	

传统的患者教育方式包括口头教育、发放印有肠道准备指导的宣传页等。近年来,新型患者教育方式如电话、视频、社交 APP 等的教育或再教育显示出了良好的效果,可以有效提高患者的依从性,进而提高肠道准备质量(表3-5)。

图 3-1 形象、直观地展示了不同肠道准备质量所对应的大便情况,便于患者初步判断自己的肠道准备质量。

表 3-5 肠道准备的患者教育方式及特点

方法	评价
口头教育	优点:简单、方便 缺点:耗费人力(人工智能可能弥补该缺点);教育内容不可再现
书面教育	优点:包含关于肠道准备的全面信息;简明、直接 缺点:文化水平低的患者受限
视频教育	优点:低成本、可重复、直观、易理解 缺点:需要播放设备及一定的视听能力,老年患者可能受限
短信教育	优点:灵活、方便,可对患者肠道准备的各环节进行指导 缺点:文化水平低的患者及老年患者可能受限
电话教育	优点:直观、高效,医患可互动 缺点:耗费人力(人工智能可能弥补该缺点)
手机 APP 或社交 APP	优点:低成本、可重复、直观、易理解 缺点:文化水平低的患者及老年患者可能受限

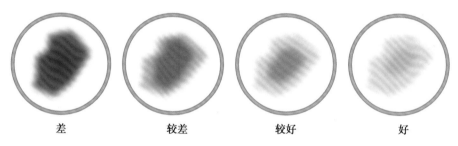

| 差 | 较差 | 较好 | 好 |

图 3-1 用于患者自助判断肠道准备质量的示意图

从大便形态观察肠道准备情况。

6. 肠道准备质量的评价标准 目前,常用的肠道准备评价标准主要包括波士顿肠道准备评分量表(Boston Bowel Preparation Scale,BBPS)和渥太华肠道准备评分量表(Ottawa Bowel Preparation Scale,OBPS)。

BBPS 将结肠分为右侧结肠(包括盲肠和升结肠)、横结肠(包括肝曲和脾曲)及左侧结肠(包括降结肠、乙状结肠和直肠)三个肠段。每个肠段的肠道准备质量按最差至最好分为 4 级(0~3 分),总分为 0~9 分(表 3-6,图 3-2)。

OBPS 将结肠分为右侧结肠(包括盲肠和升结肠)、中间结肠(包括横结肠和降结肠)及左侧结肠(包括乙状结肠和直肠)三个肠段。每个肠段的肠道准备质量按最好至最差分为 5 级(0~4 分),此外,根据肠道中液体由少量到大量分为 3 级(0~2 分),总分为 0~14 分(表 3-7)。

表3-6　波士顿肠道准备评分量表（BBPS）各肠段清洁度评分标准

评分/分	描述
0	肠道准备质量极差,肠段内有固体粪便存留,无法看到结肠黏膜
1	可看到部分结肠黏膜,但是由于污斑、残留大便和/或不透明液体致使其他区域的结肠黏膜不能被很好地观察
2	存有少量污斑、大便和/或不透明液体,但可清楚观察到结肠黏膜
3	结肠黏膜清晰可见,并且无污斑、大便和/或不透明液体存在

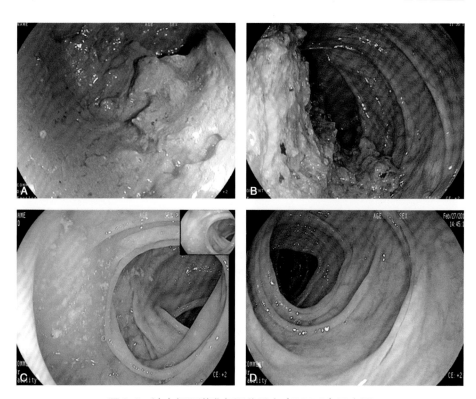

图3-2　波士顿肠道准备评分量表（BBPS）示意图
A. 0分;B. 1分;C. 2分;D. 3分。

表3-7　渥太华肠道准备评分量表（OBPS）各肠段清洁度评分标准

评分/分	描述
0	极好:黏膜细节清晰可见;如有液体存留,则为澄清液体;几乎无粪便残留
1	良好:有一些浑浊液体或粪便残留,但仍可见黏膜细节;无须冲洗及抽吸
2	一般:浑浊液体或残留粪便掩盖黏膜细节,但抽吸后仍可见黏膜细节;无须冲洗
3	较差:粪便掩盖黏膜细节和轮廓,但冲洗和抽吸后,尚能获得清楚视野
4	极差:固体粪便掩盖黏膜细节和轮廓,尽力冲洗和抽吸后,仍无法获得清楚视野

值得注意的是,与 OBPS 不同,BBPS 是在对肠道内容物进行充分冲洗和吸引后进行评分的。

7. 祛泡剂的使用和术中肠道清洁

> **小　　鲁**：哇,好多泡泡哦。
>
> **大圃老师**：欸? 这位患者使用祛泡剂了吗? 这么多泡沫,真的很影响观察!
>
> **小　　鲁**：没有呢。我以为祛泡剂是可有可无的。
>
> **大圃老师**：祛泡剂不但可以消除肠道中的泡沫,还可以提高肠道准备的质量,今天回去好好学习吧。
>
> **小　　鲁**：好的老师! 那现在怎么补救呢?
>
> **大圃老师**：现在只能用含祛泡剂的无菌用水清洗了。我们用注水泵来冲洗这些泡沫吧。
>
> **小　　鲁**：哇! 好神奇啊,这么多泡沫瞬间灰飞烟灭了啊!
>
> **大圃老师**：是的,但是建议在肠道准备时口服祛泡剂,那样去泡效果最好,也节省时间。你看现在我们花在冲洗泡沫上的时间已经超过 5 分钟了。
>
> **小　　鲁**：明白了,老师,虽然冲洗也可以消除泡沫,但退镜过程中需要反复冲洗,真的很浪费时间啊。
>
> **大圃老师**：嗯,口服祛泡剂是肠道准备的一项重要内容哦。

　　术中肠道清洁是对术前肠道准备的重要补充,可通过对肠道内容物进行充分的冲洗和吸引,以进一步提高肠道的清洁度(图 3-3)。

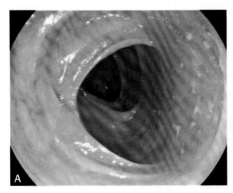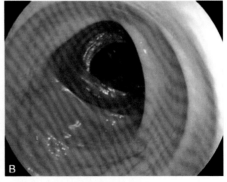

图 3-3　对肠道残留液体进行吸引前、后的结肠清洁度对比

A. 吸引前,视野中约 20% 的结肠黏膜无法被观察;B. 对残留粪水进行充分吸引后,视野中几乎 100% 的结肠黏膜均可被清晰观察。

祛泡剂,如二甲硅油、西甲硅油,可通过改变肠道中气泡的表面张力使其破裂,有效减少肠道内气泡。在结肠镜检查前口服祛泡剂,在显著改善患者结肠气泡评分的同时,还可以显著提高患者肠道清洁度,进而提高腺瘤检出率。

对于泡沫较多的肠段,可用50ml空针或水泵将含二甲硅油或西甲硅油的注射用水进行充分冲洗,可将附着于肠壁的气泡有效清除而获得良好的视野(图3-4)。

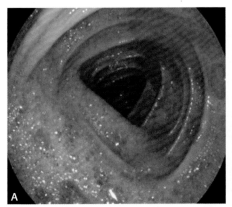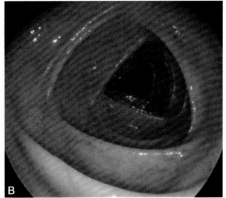

图3-4　用西甲硅油稀释溶液对肠道泡沫进行冲洗前、后的结肠清洁度对比
A.冲洗前,泡沫附着于结肠黏膜表面,影响观察;B.冲洗后,泡沫消失,结肠黏膜可被清晰观察。

老师点评

　　肠道准备是一项"系统性工程",从肠道准备药物的选择、方案的制订、患者教育,到术中肠道的清洁、肠道准备质量的评估,我们要认真地做好每一个环节,从而保证结肠镜诊疗的质量。

二、检查时如何使患者更舒适

镇静与解痉应双管齐下

小　　鲁:结肠镜检查看起来好痛苦哦,如果是我做检查的话,我一定要选择做无痛的麻醉结肠镜!

大圃老师:嗯,除了你说的麻醉以外,还有可以减轻痛苦的方式吗?

小　　鲁：呃，不知道了。

大圃老师：在检查前或检查中肌内注射解痉剂可以通过松弛平滑肌来减轻患者的痛苦哦。

镇静和解痉是结肠镜检查时有效减轻患者痛苦的两种方式。镇静的实施相对复杂，需要麻醉医师的参与，镇静过程中需对生命体征进行监测，镇静后患者的苏醒过程亦需监护。解痉的实施相对简单，重点在于对禁忌证的把握和不良反应的处理。

学习要点

➤ 麻醉结肠镜操作需有经验的内镜医师完成。

➤ 在使用解痉药前，应首先排除禁忌证。

1. 镇静的目的

大圃老师：今天我们来讨论一下结肠镜检查前镇静的相关问题，你能说说镇静的目的是什么吗？

小　　鲁：嗯，镇静就是为了减轻患者对检查的恐惧、焦虑感，还可以减轻或避免检查带来的痛苦感。

大圃老师：还有吗？

小　　鲁：呃，没有了。

大圃老师：呵呵，镇静还可以通过减轻结肠镜操作过程中心血管的负荷，降低心脑血管并发症的发生率哦。

小　　鲁：对哦，难怪对于我们有脑梗死和心肌梗死的28床患者，您的建议是做麻醉结肠镜检查呢！

在结肠镜检查过程中，患者常伴有紧张、焦虑和恐惧心理，以及腹痛、腹胀等不适感，甚至可诱发心肌梗死、脑卒中等严重并发症。镇静可通过减轻或消除患者焦虑及解除痛苦，在最大限度上降低操作过程中损伤及意外的发生风险。

2. 镇静的分级

大圃老师：那么为什么叫麻醉结肠镜呢？

小　　鲁：因为患者被麻醉了啊。

大圃老师：呵呵，其实根据镇静深度的不同，镇静可以分为轻度镇静、中度镇静、深度镇静和全身麻醉4级。你说的麻醉结肠镜其实是患者接受结肠镜操作时的镇静深度达到全身麻醉级别了。其实，在各级镇静状态下都可以进行结肠镜操作。

小　鲁：我明白了，老师。

美国麻醉医师协会（ASA）按照镇静的深度不同，将其分为四级（表3-8）。理想的镇静状态应当是安全、舒适且不影响结肠镜操作。

表3-8　镇静的分级

镇静深度	特点
1级（轻度镇静）	对言语刺激的反应正常
2级（中度镇静）	对言语或接触性刺激可做出有针对性的反应
3级（深度镇静）	对重复性或疼痛刺激可做出有针对性的反应
4级（全身麻醉）	在疼痛刺激下也不能被唤醒

3. 镇静的实施　镇静是一项系统性的工作，包括镇静前评估、术中镇静、术后苏醒及相关并发症的处理。

（1）镇静前评估：在进行镇静前，麻醉医师应对患者进行病史采集和体格检查，并对其心肺功能、气道情况及ASA分级等进行充分评估（表3-9）。

表3-9　美国麻醉医师协会健康状态分类系统（ASA）

分级	描述
Ⅱ级	正常的健康人
Ⅲ级	患有轻度的系统性疾病
Ⅳ级	患有严重的系统性疾病，但未丧失活动能力
Ⅴ级	患有持续威胁生命安全的系统性疾病，患者已丧失活动能力
Ⅰ级	濒死的患者，无论是否手术预期存活时间均不超过24小时

镇静前，患者需要禁饮水≥2小时，以防止误吸等不良事件的发生。对于胃潴留、贲门失弛缓症等高危患者，则需要更长时间的禁饮食或进行充分的胃肠减压，以排空胃或食管内容物。

（2）术中镇静：在镇静过程中，患者的呼吸受到抑制，医护人员应建立静脉通路,给予氧气吸入,并进行血流动力学(心电监护)、血氧饱和度监测、二氧化碳浓度测定,并持续至患者完全清醒。

> 小　　鲁:镇静过程都是麻醉师的事情,我们内镜医师可以心无旁骛、开开心心地进行内镜检查了。
>
> 大圃老师:(不以为然的样子)你的想法很危险啊!镇静状态下,结肠镜操作的出血、穿孔等并发症的发生风险更高。这时患者难以与我们进行交流,他们"有苦说不出",所以需要我们操作时动作更加合理、轻柔才行!
>
> 小　　鲁:哦,那我给下一位患者进行内镜检查了,保证轻柔!
>
> 大圃老师:你还不行哦,等你完成500例清醒状态下结肠镜检查后,再来做麻醉结肠镜吧。
>
> 小　　鲁:哦……

在镇静状态下,患者对疼痛的反应下降或消失,且此时肠管松弛,与清醒状态下相比更易发生出血、穿孔等并发症,故镇静状态下的结肠镜检查应当由有经验的内镜医师操作完成。同时,护士应对患者进行适当的固定,防止患者坠床、碰伤等不良事件的发生。

退镜观察过程对患者的刺激和产生的痛苦较小,通常镇静药物在到达回盲部或回肠末端后即可停止追加使用。

(3)术后苏醒:

【麻醉结肠镜结束,把患者转运至复苏室】

> 小　　鲁:这个患者看起来还想睡呢。嗯,到复苏室后可以大睡一觉了。
>
> 大圃老师:额……复苏室可不是用来让患者睡觉的。患者需要尽快恢复清醒状态,那里由1名经专业培训的护士对患者的意识水平分级和生命体征进行监测。
>
> 小　　鲁:哦,那患者什么时候可以回家呢?
>
> 大圃老师:有离院标准。当患者的改良Aldrete评分≥9分时,就可以离开医院回家了(表3-10)。

表 3-10 改良的 Aldrete 评分量表

项目	得分
活动能力	
可自主或按指令活动四肢	2分
可自主或按指令活动 2 个肢体	1分
肢体不能活动	0分
呼吸	
可自由地进行深呼吸和咳嗽	2分
呼吸困难或呼吸受限	1分
呼吸暂停	0分
循环	
血压波动幅度<麻醉前血压水平的20%	2分
血压波动幅度＝麻醉前血压水平的20%~49%	1分
血压波动幅度≥麻醉前血压水平的50%	0分
意识	
完全清醒	2分
可被唤醒	1分
无反应	0分
血氧饱和度	
呼吸室内空气时 SaO_2≥92%	2分
呼吸氧气时 SaO_2≥90%	1分
呼吸氧气时 SaO_2<90%	0分

注:上述各项总分为 10 分,评分≥9 分时可停止监护并嘱患者离开麻醉后监护室。

　　患者离院前,护士应当向患者及家属交代包括饮食、用药等的注意事项及紧急联系电话,尤其强调患者离院 24 小时内禁止驾驶及不做重要决定。

4. 解痉剂的妙用

小　　鲁:大圃老师,这位患者的结肠镜检查好困难,患者痛得直叫呢。

大圃老师:嗯,我已经注意到了。你找到原因了吗?

小　　鲁:呃,感觉结肠一直痉挛,肠腔充盈不理想,视野受影响,所以操作不顺利。

大圃老师:是啊,你操作困难,患者也很痛苦啊! 这位患者为什么来做结肠镜检查呢?

小　　鲁：间断腹痛、腹泻 5 年，门诊诊断为肠易激综合征。

大围老师：哦。(询问患者)请问您有青光眼或前列腺肥大吗？

患　者(男性)：没有。

大围老师：请问您有心脏病吗？曾经过敏过吗？

患　　者：都没有。

大围老师：(对小鲁)让护士给这位患者肌内注射 10mg 山莨菪碱吧。

小　　鲁：好的，老师。

【用药 2 分钟后】

小　　鲁：哇，患者的肠道不那么痉挛了，现在操作容易多了！ 解痉剂的
　　　　　作用好强大哦！

大围老师：哈哈，是啊。结肠镜检查过程中遇到肠道痉挛时，排除禁忌，使
　　　　　用解痉剂既能减轻患者痛苦，又能缩短结肠镜操作时间，最好
　　　　　尽早使用。

小　　鲁：明白了，老师。

　　解痉剂可通过松弛结直肠平滑肌而减少肠道痉挛和蠕动，进而减轻患者结肠镜检查中的痛苦，其中山莨菪碱(654-2)、东莨菪碱最为常用。两者均禁用于严重心脏病、器质性幽门狭窄或麻痹性肠梗阻、青光眼及对此类药物有过敏史的患者，慎用于前列腺肥大患者。在使用该类药物前，医护人员应详细询问患者的病史和药物过敏史。

　　解痉剂常见的不良反应主要有口干、心悸、面部潮红、恶心、呕吐、头痛、眩晕等。对于轻度不良反应，多数可短时间内自行缓解；对于中重度不良反应，应做到早期发现，及时进行药物干预和对症治疗。

老师点评

　　作为内镜医师，对镇静(麻醉)结肠镜应当更加敬畏，因为此时患者对伤害的生理学反应已经减弱或消失，容易出现并发症。解痉剂可有效缓解结肠镜操作中的疼痛，需排除禁忌证后使用。

参　考　文　献

［1］中华医学会消化内镜学分会.中国消化内镜诊疗相关肠道准备共识意见[J].中华消化内镜杂志,2013,30(10):541-549.

［2］JOHNSON D A,BARKUN A N,COHEN L B,et al. Optimizing adequacy of bowel cleansing for colonoscopy:recommendations from the US multi-society task force on colorectal cancer [J]. Gastroenterology,2014,147(4):903-924.

［3］中华医学会麻醉学分会.中国麻醉学指南与专家共识(2017版)[M].北京:人民卫生出版社,2017:23-28.

［4］American Society of Anesthesiologists Task Force on Sedation and Analgesia by Non-Anesthesiologists. Practice guidelines for sedation and analgesia by non-anesthesiologists[J]. Anesthesiology,2002,96(4):1004-1017.

第二节　结肠镜检查前的其他准备工作

> 小　　鲁:今天来说说有趣的结肠镜吧。大圃老师现在有时间吗?
>
> 大圃老师:在的,怎么了?
>
> 小　　鲁:最近我在做插入操作时总是不怎么顺利,您能过来帮忙指导一下吗?
>
> 大圃老师:让我来看一下。检查前的准备工作没有完全做好啊! 连准备工作都做不好的医师是没有资格进行结肠镜检查的。
>
> 小　　鲁:非常抱歉。
>
> 大圃老师:我们先来确认一下进行结肠镜检查必备的器材吧。

一、结肠镜检查前注意事项

1. **物品的准备**　请在进行检查前事先准备好常规检查中需要用到的器材,而不是在检查的过程中有需要时再去进行准备。进行结肠镜检查前,一般会预先常规准备以下几样物品(图3-5)。

(1) 清洁冲洗用水(如加斯康水):用于清洗肠道或病变部位。吸入50ml 的注射器中,经活检孔直接冲洗使用(同样适用于上消化道的检查)。

(2) 靛胭脂喷洒液(0.2%):观察病变部位时使用。连同空气一起吸入20ml 的注射器中,经活检孔直接喷洒使用。

(3) 纱布。

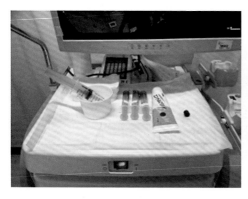
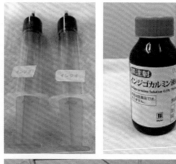
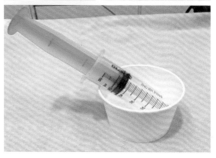

图 3-5　常规结肠镜检查前的准备

（4）润滑膏（没有使用利多卡因）。

（5）镜头帽（安装于内镜的头部）。

（6）CO_2 送气：减轻气体滞留体内带来的痛苦。

另外，在使用放大内镜进行早期大肠癌或大肠肿瘤的精密检查时，还需要在以上准备工作的基础上额外准备（图 3-6）：①染色管（non-traumatic tube）：在观察病变、洗净、结晶紫染色时使用。这也是测量病变大小的标准（尖端 3mm）。②结晶紫染色液（0.05%）：使用放大内镜进行 pit pattern 诊断时使用。将结晶紫溶液（0.2%）稀释 4 倍，利用 non-traumatic tube 滴注到病变部位，20~30 秒完成染色。

在进行治疗内镜操作时，还需要准备注射针、套圈器、钛夹等治疗器材。

2. 检查前给药

（1）解痉剂：肠道蠕动剧烈的情况下，不仅会造成内镜插入困难，还会导致难以进行细致观察和无法实施确切的治疗，因而有必要在尽可能使用解痉剂的前提下进行检查操作。如果患者没有心脏疾病、青光眼、前列腺肥大等禁忌证，一般都会选择使用丁溴东莨菪碱作为解痉剂，如果无法使用该种解痉剂，则可以考虑选用胰高血糖素。因为肌内注射的药效发挥会有延迟，所以应用静脉注射。

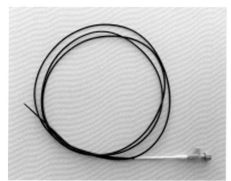
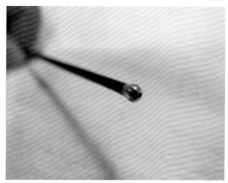

染色管

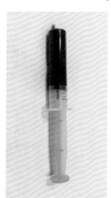
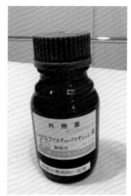

结晶紫染色液

图 3-6　放大肠镜检查前的准备

（2）镇静剂：在进行内镜检查的过程中，尽可能消除患者的不安和疼痛是非常重要的。也就是说，需要确保一个稳定的操作环境和手术视野才能开始进行相关操作，也只有这样才能获得良好的治疗效果。以 NTT 东日本关东医院为例，在进行各项检查时，不论年龄大小，都尽可能使用氟硝西泮静脉注射对患者实施镇静，进行 ESD 的治疗性内镜操作时，还会联合使用镇痛剂盐酸丁丙诺啡。

在使用镇静剂时，需要持续监测脉搏和经皮动脉血氧饱和度（SpO_2），并每隔 5 分钟测量 1 次血压。

使用解痉剂、镇静剂的具体示例如下：

丁溴东莨菪碱（Buscopan）10mg。

氟硝西泮（flunitrazepam）0.3~0.5mg。

小　　鲁:这下总算可以开始插入操作了。

大圃老师:请问患者的具体情况如何? 什么体形? 有手术史吗?

小　　鲁:患者为大便隐血阳性的 65 岁女性。至于体形和手术史嘛……
　　　　 不清楚。

大圃老师:你选了什么纤维镜?

小　　鲁:一直用的那条内镜……

大圃老师:不同的内镜具有自己独有的特征,这一点也必须考虑!

【终于可以开始插入操作】

小　　鲁:现在可以开始插入操作了吗? 最近做插入操作总是不顺利,希
　　　　 望您能帮我看看。

大圃老师:镜头帽装上了吗?

小　　鲁:没有装上。是不是最好装上呢?

大圃老师:安装后可以保持和脏器间的距离,还可以减少空气量,当然是
　　　　 装上最好了。

小　　鲁:我知道了。

3. 结肠镜的选择　为了能够安全且无痛苦地插入结肠镜,有必要熟悉不同结肠镜的特性,并根据患者的状态选择合适的结肠镜。一般来说,内镜的外径越细,镜体越软;反之,内镜外径越粗,镜体越硬(图 3-7)。

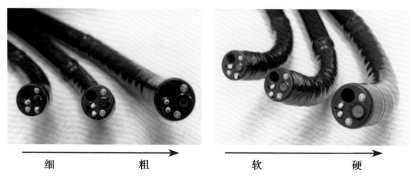

细　　　　　粗　　　　　软　　　　　硬

图 3-7　选择纤维镜

（1）粗镜:粗镜不容易受到肠道皱襞的影响,所以插入后更容易保持直线化状态。一般适用于肥胖的患者或者肠道非常长的患者,以及其他如用于

轴保持缩短插入操作的训练。但是与细的结肠镜相比,插入难度更大,如果用于体形娇小的女性、多发性憩室或手术后粘连的病例,则容易产生疼痛感。

(2) 细镜:镜体柔软,顶端坚硬部位较短,因而小半径转动的灵活性好。适用于老年人、体形娇小的女性,或者用于多发性憩室和手术后粘连的病例,可以减小给患者带来的痛苦。

(3) 带注水功能的内镜:如果是用于黏膜下层剥离手术,或者用在出血治疗等紧急内镜检查时,选择使用带注水功能(water jet)的内镜进行适当的洗净处理,可以起到更好的效果。

4. **镜头帽** 使用镜头帽后就不会出现满屏红色(镜头的末端直接挤压在肠道黏膜上,导致盲视野的一种状态),可以更容易保持一个最为适合的距离,让插入变得更容易。我们一般会常规使用先端镜头帽(通称:黑镜头帽),装配黑镜头帽可以避免镜头被遮蔽,也不会对视野造成妨碍(图3-8)。另外,使用镜头帽还能使皱襞后部观察更容易,而且除了容易插入的优点之外,也可以避免放大观察时由于镜头直接接触造成的出血。

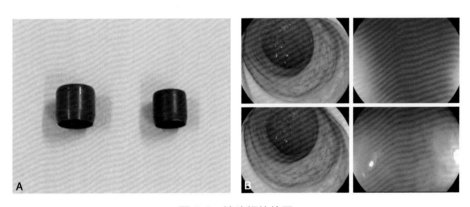

图 3-8 镜头帽的使用

A. 末端镜头帽(通称:黑镜头帽);B. 满屏红色(镜头的末端顶到黏膜上,呈现盲视野状态),安装镜头帽后,不会出现满屏红色,可以很容易保持一个合适的距离。

【检查中的小插曲】

大圃老师:小鲁你的内镜检查操作是不是过于用力了?

小　　鲁:请问具体应该用怎样的力量操作呢?

大圃老师:像你这样身体向前倾、全身紧绷,真的很难看。还有,右手的握持部位也最好稍微离开一些。熟练掌握内镜检查技术的医师操作时,身体是自然放松的,并不用力,即便在一旁看他操作,也能给人一种美感。让我来给你做个示范吧。

小　　鲁:并不用力,身体很放松,看起来非常干练的样子。

大圃老师:小鲁也要做到时刻注意。

5. 患者的体位(图 3-9)

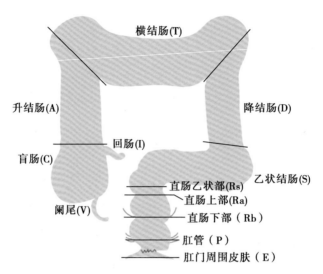

图 3-9　根据日本"大肠处理规约"划分的大肠分区

（1）插入时:插入时采用的是左侧卧位,当从 Rs 插入到乙状结肠后,再将左侧卧位变换为仰卧位。如果在仰卧位状态下能够顺畅地完成插入,则保持仰卧位不变,一直插入到盲肠所在的部位。如果出现插入困难的情况,则在乙状结肠的位置时变换为右侧卧位,在结肠肝曲部位变换为左侧卧位,通过这样的变换有时能让插入变得顺畅。

（2）观察时:从盲肠至乙状结肠采用仰卧位,从乙状结肠的远端至直肠采用左侧卧位进行观察。如果在结肠的脾曲部位至降结肠处出现肠道伸展不充分的情况,可以通过稍微抬起一点儿左腰的方法让肠道得到良好的舒展,便于该部位的观察。

6. **操作者的位势**　检查台如果太高,会导致右手和右肩处于紧张状态,难以操作,右手无法得到放松,操作时呈现一种捏着镜体扭转的状态。将检查台设置得偏低一些有利于手臂放松,在操作内镜时也更轻松。将检查台放低后,左手可以通过抬高与放低实现镜头的旋转,而右手则可以专注于调节镜头的进出和旋转角度的微调(图 3-10)。右手在距离肛门约 30cm 处握持镜体,注意不要握得太紧,轻轻拿住即可。时刻留意全身是否过于紧张,保持放松的状态(图 3-11)。另外,时刻记住镜头的先端要和右手保持一条直线的状态,这一点是非常重要的。

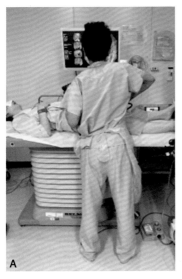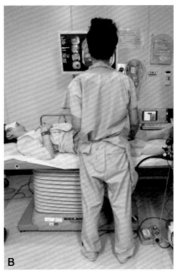

图 3-10 操作者的位势
A. 错误姿势;B. 正确姿势。

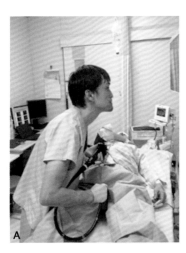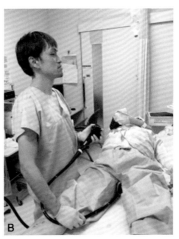

图 3-11 操作者的位势
A. 错误姿势(握持镜头的右手离肛门太近,全身肌肉紧绷);B. 握持的部位离肛门有一段距离,全身肌肉放松。

老师点评

　　为了能够实施高质量的内镜检查,准备工作绝不可懈怠! 操作位势不正规的医师绝对成不了一名熟练的内镜医师。在结肠镜的操作方面,左手负责缓慢地转动镜轴,右手负责镜头的进出操作,目标是成为一名能让旁观者觉得操作干练的内镜医师。

二、结肠镜插入法

学习要点

　　➤ 理解结肠镜插入法。
　　➤ 理解轴短缩保持法的基础。
　　➤ 理解结肠镜插入的辅助手段。

　　大圃老师:请问小鲁已经做了多少例结肠镜检查了?
　　小　　鲁:我在之前的医院里已经做过约 1 000 例结肠镜检查了。
　　大圃老师:你知道插入的方法主要分为轴保持短缩法和 Push 法两种吗?
　　小　　鲁:只是有一个模糊的概念。
　　大圃老师:那么,我们从插入法的基础开始学起吧!

　　1. **关于结肠镜插入法**　结肠镜插入方法的基本要领是"安全、痛苦小且插入时间短"。就算整个插入检查的时间比较短,但是给患者带来较大的痛苦,同样不能给患者带来一个良好的就诊体验。插入的方法主要分为轴保持短缩法和 Push 法(环形成法)两种,多采用轴保持短缩法实施插入操作。

　　(1) 轴保持短缩法(图 3-12):保持乙状结肠非舒张的状态,通过使用吸引、镜头的旋转、用手压迫等方法让肠道缩短,从而跨过肠道的皱襞。使用该方法插入可以在肠道基本不用伸展的状况下完成操作,相比另一种方法(Push 法),对患者造成的痛苦要小很多,从而可以减少镇静剂的使用量或者选择不使用镇静剂。但是,在空气量和角度的调节上,要求操作者能够做到缓慢且细致。

　　要点:即便是结肠镜操作方面的专家,能够用轴保持短缩法进行插入操

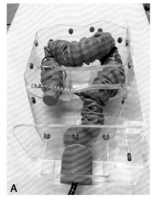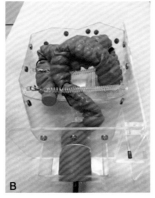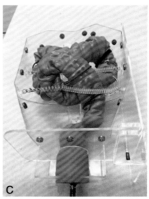

图 3-12　结肠镜的插入方法

A. 轴保持短缩法：没有疼痛的插入操作；B、C. Push 法：有疼痛的插入操作。

作的病例也只约占到整体的 70%。剩下的 30% 则采用下面提到的 Push 法。

（2）Push 法（环形成法）（图 3-12）：逐步通过推送结肠镜使乙状结肠伸长开来进行插入操作。通过推送结肠镜会使乙状结肠和附着在上面的肠系膜处于过度伸展的状态，此时往往容易出现疼痛。为了缓解疼痛，很多时候需要注射较多镇静剂。

要点：使用轴保持短缩法进行插入操作时，要求操作医师具有细致的内镜操作技巧。我们认为这种细致的内镜操作技巧才是最终能够进行大肠 EMR 乃至大肠 ESD 手术的重要因素，也是我们进行指导的重点（图 3-13）。在 NTT 东日本关东医院，内镜的角度调整操作必须仅使用左手来操作，通过右手进行左右角度的调整是绝对被禁止的（图 3-14）。另外，因为辅助人员和操作医师无法做到完全的操作手感上的一致，所以让辅助人员协助握持镜头或操作钳子的进出也是被禁止的（图 3-14）。

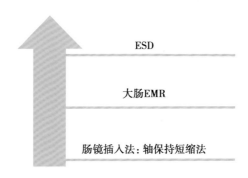

图 3-13　大圃团队有关结肠镜的理念

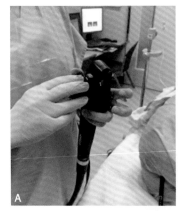
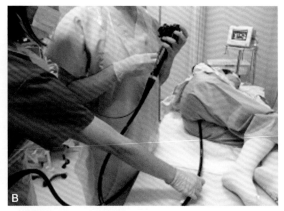
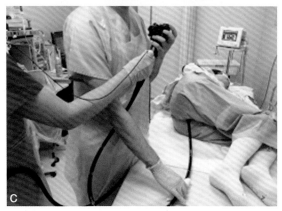

图 3-14 结肠镜操作中的禁止事项

A. 用右手调节左右角度;B. 让辅助人员帮忙握持镜头;C. 让辅助人员负责钳子的进出操作。

小　　鲁:我已经充分理解什么是结肠镜插入法了。

大圃老师:更进一步地说,如果能将结肠镜的插入分为两种方式来考虑,就非常容易理解了。

小　　鲁:从直肠到乙降交界(SDJ)和降结肠,再往下就是盲肠了吧?

大圃老师:说的没错!

2. **使用轴保持短缩法进行插入操作时的具体实践**　结肠镜插入法的整个过程可分为两个部分:①从直肠至 SDJ;②从降结肠至盲肠(图 3-15)。

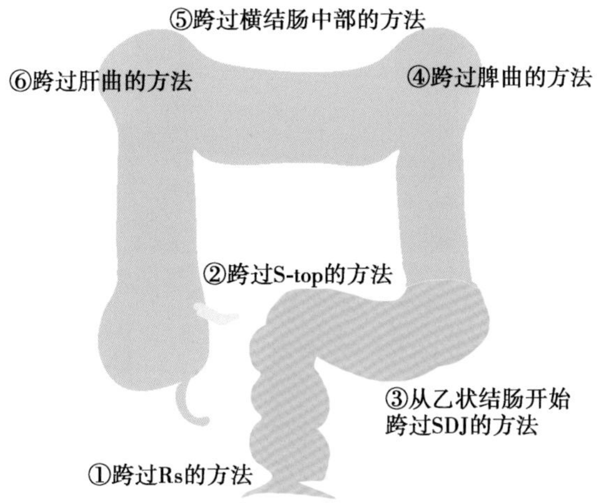

⑤跨过横结肠中部的方法

⑥跨过肝曲的方法　　　④跨过脾曲的方法

②跨过S-top的方法

③从乙状结肠开始
跨过SDJ的方法

①跨过Rs的方法

图 3-15　插入过程中的分阶段

【从直肠至 Rs 段的插入】

大圃老师：那么,我们来看实际操作吧！直肠部分应该如何插入?

小　　鲁：不用考虑太多便能跨过皱襞进入乙状结肠。

大圃老师：当从直肠进入乙状结肠时,所有病例都使用左回旋操作(右→
右→左)的方法进行跨越。

【乙状结肠段的插入】

大圃老师：进入乙状结肠后,需要注意的要点在哪里呢?

小　　鲁：是在 S-top 吗? 不过不知道注意点是什么?

大圃老师：尽可能将 S-top 移到右边,通过左右的角度调节跨越皱襞部分,
按照这个方法操作下去。

小　　鲁：跨过 S-top 后,肠腔便展现在眼前了。谢谢!

大圃老师：小鲁,你这样操作已经变成 Push 法了。

小　　鲁：是!

（1）从直肠至 SDJ 的插入技术要点:

1）跨过 Rs 的方法:①跨过 Rs 段时,请对所有病例都使用左回旋操作
(右→右→左)的方式进行跨越;②送气量应极力维持在最小限度;③当跨过
Rs 段时,将左侧卧位变换为仰卧位。

2）跨过 S-top 的方法(图 3-16):跨过 Rs 后遇到的第一个弯曲部位就是

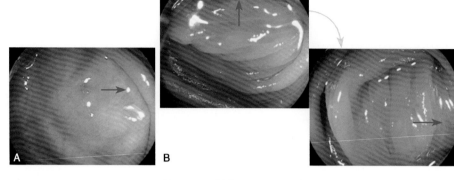

图 3-16　跨过 S-top 的方法

A. 管腔向右侧:不要改变轴的位置,通过调整左右的角度,用一种掀开皱襞的感觉向右侧插入;B. 管腔向上或者向左侧:通过用镜头的先端钩住肠道壁并回拉的方法,让肠道向右翻转。

S-top。当我们使用轴保持缩短法进行插入操作时,S-top 是较为重要的一个部分,通过缩短 S-top 将管腔极力控制到右侧是非常重要的。

接下来的肠道位于右侧:不要改变轴的位置,通过调整左右的角度,用一种掀开皱襞的感觉向右侧插入(无须扭动)。

接下来的肠道位于上侧或者左侧:通过用镜头的末端钩住肠道壁并回拉的方法,让肠道向右翻转。调整左右角度,用一种掀开皱襞的感觉向右侧插入。

3) 从乙状结肠开始跨过 SDJ 的方法:①一边通过调节角度操作分开皱襞,一边向右下方插入;②时刻注意送气量,防止送气过多;③用手压迫可以有助缩短肠道。

禁止操作:不可造成直接看见肠道的视角(Push 法)(图 3-17)。

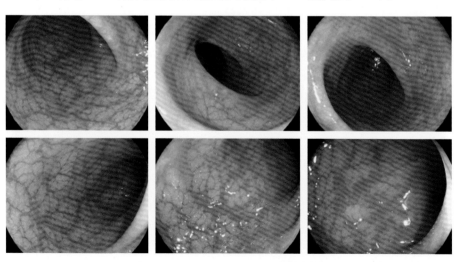

图 3-17　Push 法中乙状结肠的视野

【横结肠的插入】

大圃老师：进入横结肠看到的弯曲部位就是横结肠中部。这部分应该怎样跨过呢？

小　　鲁：以往都是按照出现在眼前的方式跨越的。

大圃老师：所有病例，在横结肠中部都采用从左侧向上（向上＋左回旋）的方式进行跨越。

小　　鲁：知道了！

（2）从降结肠至盲肠的插入技术要点：

1）跨过脾曲的方法：①在跨过脾曲时，采用按压镜头的方法插入；②通过按压脐下部或左侧腹部让力量更容易传导至镜头；③当镜头难以前行时（拐杖现象），大多时候采用右侧卧的姿势即可有效改善。

要点：结肠镜的插入主要分为从直肠至 SDJ 的插入和从降结肠至盲肠的插入两个部分。进入降结肠时，请务必将镜头调整回中位状态。

2）跨过横结肠中部的方法（图 3-18）：①横结肠左下方插入并继续向前，接着遇到的弯曲部位就是横结肠中部；②横结肠中部用向上的角度（up angle）跨过；③以稍用力推进方式跨越横结肠中部，在看见接下来的肠道腔时，一边左回旋，一边慢慢回拉镜头，采用这一方法到达肝曲的部位。

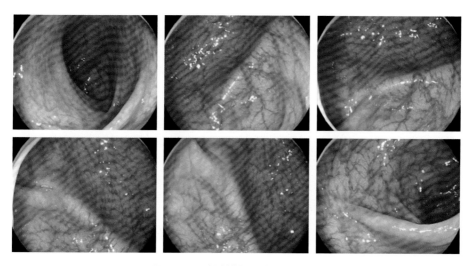

图 3-18　跨过横结肠中部的方法

3）跨过肝曲的方法：①使用右回旋插入升结肠；②用手压迫（右季肋部）、深呼吸可改善插入效果；③当出现插入困难时，大多时候采用左侧卧位有更好的效果。

3. 轴保持短缩法插入的辅助手段

（1）变换卧位：开始插入时采用左侧卧位，当从 Rs 成功插入至乙状结肠时，再将左侧卧位变换为仰卧位。大部分医院在变换到仰卧位时，都要求患者使用盘腿的位势，但在大圃老师医院不采用盘腿仰卧的位势，而是让患者伸直双腿呈大字形（图 3-19）。通过伸直双腿可以避免腹肌整体处于紧张状态，用手压迫将更有效率。另外，尤其在使用镇静剂的情况下，为了不让盘起的双腿给实施检查的医师造成影响，需要辅助人员托住患者双腿，增加了辅助人员的工作量。让患者伸直双腿，可以让辅助人员从托住患者双腿的操作中解放出来，从而更好地专注于检查。不仅在结肠镜检查中采取这样的位势，在如 ESD 这样的内镜治疗手术中也可采用相同体位进行有关操作。

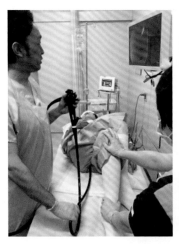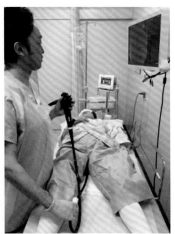

图 3-19　仰卧位时的位势
不采用盘腿仰卧的位势，而是让患者伸直双腿呈大字形。

　　如果在仰卧位下可以顺畅地插入，则可保持仰卧位不变，直至插入盲肠。如果出现插入困难的情况，则可以选择在乙状结肠处变换为右侧卧位，在肝曲处变换为左侧卧位，往往可以让插入过程变得更顺畅。

【从降结肠至横结肠段的插入】

小　　鲁：从降结肠位置开始向前推进镜头时，如果力量难以传达至镜头，该如何处置呢？

大圃老师：你觉得这是由于力量分散到了什么地方吗？

小　　鲁：我觉得这是由于乙状结肠的伸展导致力量的分散吧。

大圃老师：那么你可以试着按压该部位，看看力量是否能传导过去。还有，降结肠区段有没有问题？

小 鲁：在有些患者的操作中，偶尔会出现力量向体外方向分散的情况。

大圃老师：如果出现这种情况，你可以试试按压相应的部位，应该可以让力量传导过去。下面我们详细探讨"用手压迫"。

（2）用手压迫："用手压迫"是轴保持短缩法的插入过程中重要的辅助插入手段。在临床操作中，会根据需要，积极使用用手压迫辅助手段。用手压迫操作主要有两个意义，即维持镜头的直线状态、防止非固定肠道的扭曲。实施用手压迫操作的大前提是保持镜头的直线化，一旦形成袢状态，用手压迫将不再有效。

1）维持直线状态：压迫使肠管靠近。

插入乙状结肠时，从耻骨开始向左下腹压迫（图 3-20）。

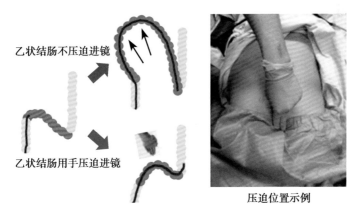

压迫位置示例

图 3-20 插入乙状结肠时用手压迫示意图

2）防止非固定肠道的扭曲：压迫镜头的着力部位。

插入横结肠时，压迫肚脐附近部位或左侧腹部（图 3-21）。

插入 Rs 至乙状结肠时，压迫耻骨。

4. 袢的解决方法 首先可以尝试采用轴保持短缩法进行插入，如果乙状结肠部分出现插入困难的情况，则可以换用袢形成法实施插入操作。如果从 S-top 部位开始采用 Push 法进行操作的话，会自然形成袢。保持构建好的袢不变，跨过乙降交界处，并在降结肠中解除袢，虽然在操作上较为简单，但是这会给患者带来较大的痛苦，所以只作为不得已时才会采用的手段。笔者建

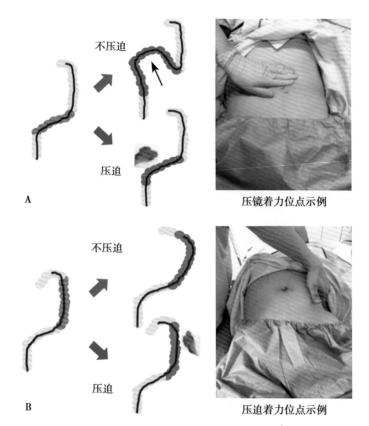

图 3-21　插入横结肠时用手压迫示意图
A. 横结肠进镜前：乙状结肠压迫法；B. 横结肠进镜前：降结肠压迫法。

议尽可能将乙状结肠的整个弯曲部位尝试变为直线状态，目标是即便用袢形成法进行操作，也能将患者的痛苦降低至最小限度。

解除袢的方法：一边右回旋，一边慢慢回拉镜头，通常来说可以将内镜变为直线状态。因为也存在左回旋和复合型的情况，所以有必要在保持镜头不回退的方向充分地回旋操作。

要点：形成袢后，镜头操作会有阻滞感；而变为直线化状态后，镜头则完全处于自由的状态，在右手的操作过程中感受这样的不同是非常重要的。

解除袢的窍门：在初学者中，这种状况下往往只知道回拉镜头，而忘记在回拉的过程中进行足够的回旋操作，最终常导致镜头脱落。

停止的时机、交给上级医师检查的时机：在乙状结肠存在手术后粘连或多发性憩室等情形的病例中，当操作过程中有明显的抵抗感或者患者疼痛诉求强烈时，或者在老年患者中发现生命体征出现变化时，或者在长时间插入操作后(15 分钟以上)患者表现出强烈的痛苦和不安时,考虑到发生穿孔的风险和给该患者带来的压力,拟转交上级医师处理。如果上级医师不在场,则考虑终止检查。"勇于撤退",从结果来看有时也可以保证患者的安全,检查时需要将这一点铭记在心。

老师点评

趁着肠道未出现反应时(仿佛是在骗过肠道),慢慢地、仔细地操作才有可能实现无痛插入。作为初学者,总之先要多参看熟练医师的插入操作,并且不断模仿非常重要。另外,插入过程中的内镜操作正是引导你成为内镜治疗方面专家的第一步。

三、标准化摄片

拒 绝 遗 漏

学习要点

- ➤ 掌握肠腔基本的观察方法。
- ➤ 确认容易遗漏的部位。
- ➤ 了解遗漏少的检查方法。
- ➤ 掌握病变的观察方法。

【在有些理解插入方法时】

小　　鲁:终于使用轴保持短缩法成功插入了,而且还拍摄到了阑尾口的照片。赶快把镜头抽出来吧,下一位患者我也要用轴保持短缩法进行检查。

大圃老师:啊? 这家伙只是从中间直接往外拔镜而已啊,根本没有理解大肠检查的基本方法。

小　　鲁:大圃老师,这位患者我成功使用轴保持短缩法完成了检查,下一位患者也要……

大圃老师:在大肠的检查过程中,仅仅是完成插入操作,而遗漏了病变的部位是没有意义的! 你根本不知道观察肠道的方法。

小　　鲁:对……对……对不起。

1. **基本的观察方法**　在结肠镜的检查中,小鲁可能会把兴趣都集中在插入操作的方法上,而对肠道的观察才是最为重要的。因为"结肠镜检查"的根本目的是"发现肠道中的病变,并进行准确的诊断和治疗",这一点不可忘记。为了不留盲点,从末端回肠至直肠(图 3-22)的检查最好花费 6 分钟以上的时间仔细进行检查。

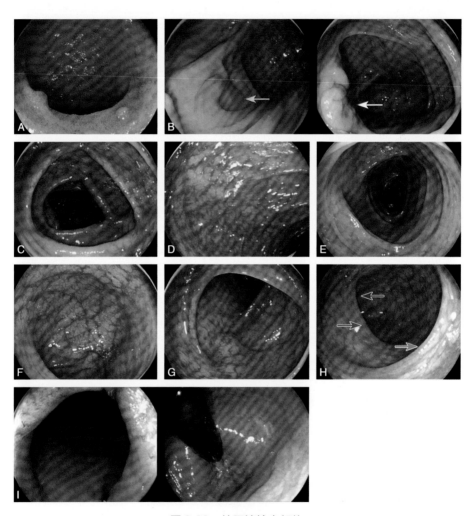

图 3-22　结肠镜检查部位

A. 末端回肠;B. 盲肠(仰卧位):阑尾开口部(黄色箭头)、Houston 瓣(白色箭头)前方的深处即盲肠;C. 升结肠(仰卧位);D. 肝曲(仰卧位);E. 横结肠(仰卧位);F. 脾曲(仰卧位);G. 降结肠(仰卧位);H. 直肠(左侧卧位),可见上 Houston 皱襞(红色箭头)、中 Houston 皱襞(蓝色箭头)和下 Houston 皱襞(绿色箭头);I. 肛门管(左侧卧位)俯视视角观察和反转观察,更容易观察肛门管、齿状线。

大圃老师: 好的,下一个问题。你觉得怎样做才能减少观察上的遗漏呢?

小　　鲁: 观察上的遗漏吗……不过大肠不同部位的形状都是不同的啊。

大圃老师: 你说的对! 正因为各处的形状存在不同,所以才要事先对容易遗漏的地方做到心中有数。一边了解容易遗漏部位的特征,一边进行观察就对了。

小　　鲁: 确实! 事先对容易遗漏的地方做到心中有数,在检查过程中下意识地去留意这些地方。

大圃老师: 说得好! 首先我们来确认一下具体哪些地方是容易遗漏的部位。

2. 检查过程中容易遗漏的部位及其图示　弯曲部位如肝曲、横结肠中央、脾曲、S-top 以及容易成为盲点的回肠瓣膜内侧(图 3-23)、阑尾开口处、肛门周围,以上这些部位都需要特别留意,防止遗漏(图 3-24)。在肛门周围,尽

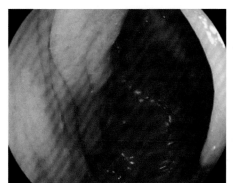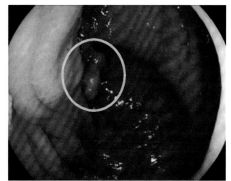

图 3-23　隐藏在 Houston 瓣内侧的病变

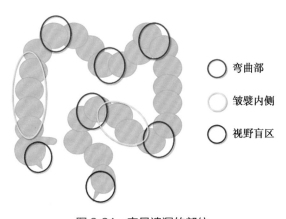

○ 弯曲部

○ 皱襞内侧

○ 视野盲区

图 3-24　容易遗漏的部位

可能使用反转观察法进行观察(图3-25)。在升结肠和乙状结肠中,皱襞的内侧也需要留心观察。

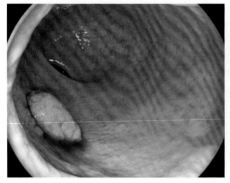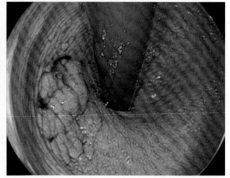

图 3-25　直肠反转

在顺序观察中看到的只是小的病变,但是在进行反转观察时却发现是需要实施ESD的病变。

另外,在插入困难和多发性息肉的病例中,会有更多容易遗漏的地方,检查时有必要在充分理解这一点的前提下进行观察。

小　鲁:大圃老师,容易遗漏的部位确实也都是一些难以进行观察的部位,是不是经常会发生遗漏的情况呢?

大圃老师:你终于能说一些有建树的观点了。关于这一点,我们来总结一些可以减少漏诊的要点。

3. **遗漏少的检查方法**　一般来说,凹陷型病变和平坦型病变都是难以发现的病变类型。只要发现有轻微的颜色变化或者发现有血管透见消失的情况,就有必要用水充分冲洗后,再适当使用 i-scan OE-1 或靛胭脂喷洒检查(图3-26)。

如果出现视野不佳的情况,可以通过调节空气量或者变换患者的卧位,让空气的位置和肠液随着重力移动,从而达到改善视野的目的。具体在升结肠中,由于过度伸展会导致皱襞变高,从而导致皱襞后侧的观测变得困难。可以通过稍微抽气,让皱襞后侧的观测变得更容易一些(图3-27)。检查脾曲至降结肠区段时,可以采用抬起左腰的卧位(图3-28);检查乙状结肠至直肠的区段时,可以采用左侧卧位,这样能更容易获得良好的视野。但是,即便采取了这些措施,并仔细地对肠道进行观察,结肠镜检查还是会遗漏整体病变的20%~25%,这一点也需要实施检查的医师做到心中有数。

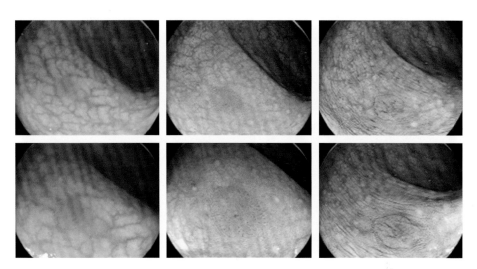

图 3-26　遗漏少的观察方法

在白色光下不明显的病变,在变换模式或实施色素喷洒后,可以更明了地观察到病变。

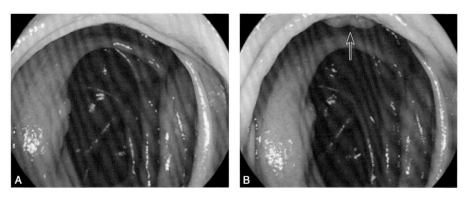

图 3-27　升结肠的观察

A. 送气时;B. 放气时。

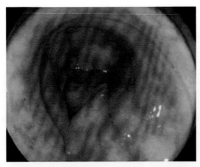
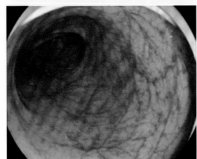
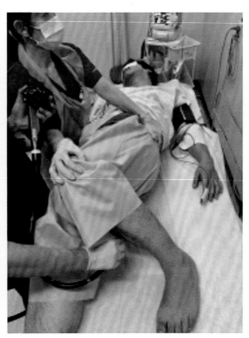

图 3-28 脾曲至降结肠的观察

体位改变促进肠道伸展示例。

小　　鲁：心中要下意识地留意容易遗漏的位置，并抽气……啊，这地方
　　　　竟然有息肉。
大圆老师：做到这一点后，作为学习观察方法的最后部分，我们再来看一
　　　　下观察病变的基本方法。
小　　鲁：好的，谢谢大圆老师！

4. 观察病变的基本方法　当发现病变后，需要将附着在病变部位的粪便和黏液用二甲硅油溶液充分清洗后再进行观察。在观察病变部位时，要尽量将病变置于活检钳孔道口所在位置的 5 点钟或 6 点钟方向（图 3-29）。这一操作是实施内镜治疗中最重要的要点，在日常检查中下意识地养成习惯也非常重要。将病变置于活检钳孔道口所在位置的 5 点钟或 6 点钟方向，图像比较清楚，通过这一操作的练习可以自然而然地掌握内镜治疗中所必需的镜头范围和角度操作。

检查过程中的观察主要基于白光，在白光内镜下发现病变（有无病变存在），并对病变的性质进行诊断（肿瘤、非肿瘤的诊断）。在有无病变诊断中，

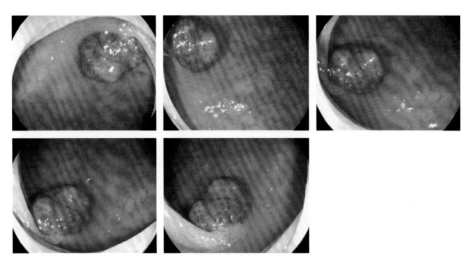

图 3-29 病变的观察

下意识地尽可能将病变置于 5 点钟或 6 点钟方向。

为了发现恶性程度高,同时也很难发现的表面型肿瘤,需要留意的点有:是否和正常黏膜存在颜色差异,黏液的附着状况,血管透见是否消失,肠道壁是否不规整等。时刻留意有无以上变化,依其进行观察非常重要(图 3-30)。在病变性质的诊断中,注意颜色和形态的变化很重要。一般来说,肿瘤病变呈现发红的色调,且大都表面会有凹凸不平。非肿瘤病变呈现发白的色调,且大都边缘平滑。但是,最终都可以通过 i-scan OE-1 放大检查,鉴别出大部分病变性质(图 3-31)。

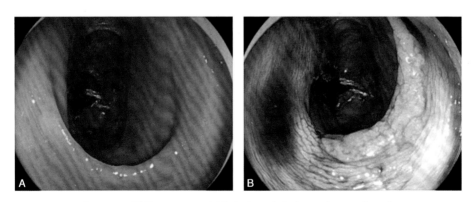

图 3-30 横结肠 30mm 侧向发育型肿瘤(LST)-NG(FE)

A. 一般观察:比起周围呈现微微发红的色调;B. 靛胭脂喷洒:让病变变得更加显而易见。

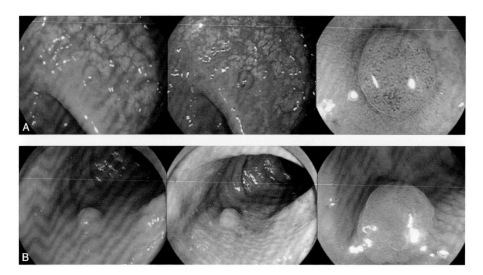

图 3-31　肿瘤和非肿瘤

A.肿瘤:腺体肿瘤(低异型度);B.非肿瘤:增生性息肉。

老师点评

在结肠镜检查中,学习者的兴趣往往会放在插入方法的学习上,但是观察才是检查中最重要的部分。患者需要的是观察,检查的目的也是观察。插入操作时,须下意识地留意应该注意的点,学会尽可能少遗漏的观察方法。

四、下消化道染色内镜

学习要点

➤ 了解靛胭脂喷洒和结晶紫染色的目的。

➤ 掌握相关喷洒和染色方法。

➤ 掌握拍照方法。

染色观察有利于形态诊断、病变范围诊断、病变性质诊断(肿瘤、非肿瘤的鉴别)、癌症浸润深度诊断等。

（一）靛胭脂喷洒（提高对比度法）

【加入大圃组后不久进行的一次术前内镜检查中】

> 小　　　鲁：这是实施治疗前的一次重要检查，可不要紧张哦。好像这是一例病灶范围大且凹凸不平病变啊……病灶的范围也不清晰……总之，先用靛胭脂喷洒后再进行观察吧。
>
> 大圃老师：咦？病变部位好像还粘着黏液，这时候用喷洒的方法，请问你到底想要观察什么？
>
> 小　　　鲁：已经完成喷洒，下面开始观察。
>
> 大圃老师：等等，你还没有做好喷洒前的准备工作。让我们再来确认一下喷洒的目的吧。

1. 靛胭脂喷洒的目的

（1）这是一种通过靛胭脂喷洒，可以让染色液体滞留病变部位的皱襞中，实现提高与周围组织对比度的一种观察方法（提高对比度法）。喷洒后病变的形态和凹陷会变得更加明显，有利于对病变范围进行界定和对浸润深度进行诊断（图 3-32）。

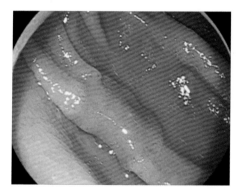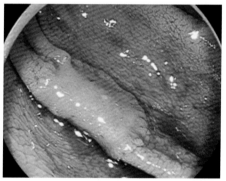

图 3-32　靛胭脂喷洒的目的

使病变部位的形态和凹陷更加明显。

（2）病变表面上附着的粪便会让靛胭脂的着色状况变差。可以选用二甲硅油溶液或者链酶蛋白酶进行充分冲洗。如果冲洗病变部位的水流过强，有可能导致出血，所以冲洗时注意水流不要太猛（图 3-33）。

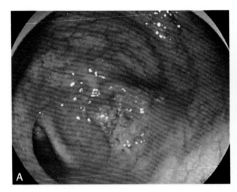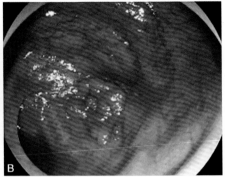

图 3-33　喷洒前的准备
A. 冲洗前；B. 冲洗后。

【内镜术前检查的后续】

小　　鲁：已经充分冲洗干净了。那么,下面开始进行靛胭脂喷洒。需要对整体进行喷洒……稀释后大量……要喷得猛一些……喷洒到整个病变部位……

大圃老师：等等,你等等。你为什么要喷这么猛呢? 会引起出血啊! 还有,你喷涂稀释成这样的溶液,是不会很好地挂到组织上的。我们再来确认一下喷洒的方法吧!

2. **靛胭脂的喷洒方法**　在完成充分的冲洗操作后,将空气和靛胭脂一同吸入 20ml 的针筒中,并通过活检孔直接喷出。执行该操作时,如果向病变部位喷洒的过程中用力过猛,则有引发出血的可能性。直接向病变部位喷洒时,用力不宜过猛。另外,可以从边缘开始,利用重力让染色剂分布至病变部位整体(图 3-34)。

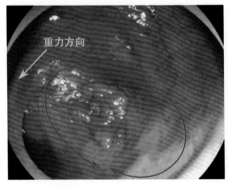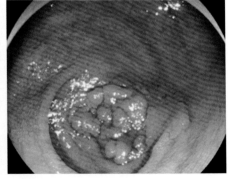

图 3-34　靛胭脂的喷洒方法
直接向病变部位喷洒时用力不宜过猛。另外,可以从边缘开始,利用重力让染色药液分布至病变部位整体。

选用浓度为 0.2% 的靛胭脂原液。虽然在上消化道进行内镜检查时一般使用稀释 1 倍的浓度为 0.1% 的靛胭脂溶液,但是因为在大肠中容易被肠液稀释,所以此处会选用浓度高的溶液。

【术前内镜检查的后续】

小　　鲁:终于可以开始观察了,那么下面开始对病变部位进行观察。这个部位凹陷了下去,挺让人在意的,在这里拍一张照片……

大圃老师:等等,你等一下。在进行仔细观察前,先要对整体有一个把握,因为最终我们拍出来的照片要能传达出我们拍的到底是什么部位才行! 下面我们再复习一遍拍摄照片的方法。

3. **病变部位的拍摄方法**　在对病变的部位进行观察时,我们需要注意的是,不能让普通观察和着色观察都拘泥于近景的观察,对每个病变部位都要进行远景、中景、近景一对一的拍摄。通过在你所关注的区域(你觉得可以最好地诊断出病变浸润程度的位置)的相邻部位进行以上拍摄,可以让照片反映出诊断的关键,从而让你拍摄的照片具有目的性(图 3-35)。

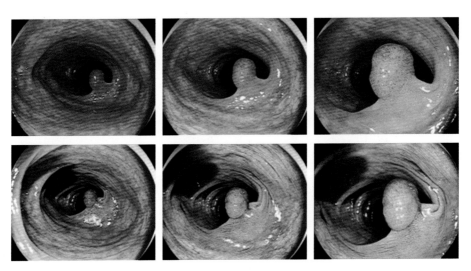

图 3-35　拍摄方法
对每个病变部位都要进行远景、中景、近景一对一的拍摄。

老师点评

　　靛胭脂的喷洒操作不可小视。学会漂亮的、不会引起出血的、用力适度的冲洗方法。在大肠中进行靛胭脂的喷洒时,应选用浓度较高的溶液。要学会拍出具有目的性的、能向别人传递信息的照片。

（二）结晶紫染色液（染色法）

【加入大圃组后不久进行的一次内镜检查中遇到了外观狰狞的息肉】

小　　　鲁:大圃老师,这处息肉严重发红,好像还有凹陷,我确定是癌。

大圃老师:那么我问你,这是内镜手术可以摘除的病变（$Tis \sim T_{1b}$）吗? 还是不可以通过内镜摘除的病变（$T_{2b\sim}$）?

小　　　鲁:咦? 眼前这点儿信息应该不能作出判断吧。

大圃老师:好吧,那么我们开始进行 pit pattern 诊断吧!

小　　　鲁:我知道了,下面是要进行结晶紫染色了,对吧?

　　1. 结晶紫染色的目的　结晶紫染色法是通过染色,详细观察表层腺管开口部位（pit）的一种方法。通过 pit pattern 诊断（工藤分类）,可以对肿瘤和非肿瘤作出鉴别,对腺瘤和癌作出鉴别,还可以诊断出癌的浸润深度。

【开始进行结晶紫染色操作】

小　　　鲁:下面我要开始喷涂结晶紫染色液了。为了能对病变的整体进行染色,要一次又一次地喷啊喷……

大圃老师:你看都被你喷成乌黑了。颜色这么深,还怎么观察 pit,我们再来回顾一下染色的方法吧!

　　2. 进行结晶紫染色的方法　结晶紫染色选用浓度为 0.05% 的结晶紫染色液。充分冲洗病变后,通过 non-traumatic tube 一点一点地滴注结晶紫染色液来完成对病变的染色。

　　直接喷洒到病变的部位上,则可能引起出血,导致无法观察。所以需要考虑重力的方向,从边缘开始进行染色操作,并对整体实施没有遗漏的染色处理（图 3-36A）。如果进行大范围染色,会导致颜色变暗且难以观察。所以不要试图通过一次操作完成染色,而是先进行较淡的染色。重复进行 2 次左右的染色和冲洗后,就完成了漂亮的染色（图 3-36B）。染色完成后经过 30~40 秒,被覆上皮即被染色;而腺管的开口部位不会被染色,从而被显现出来。

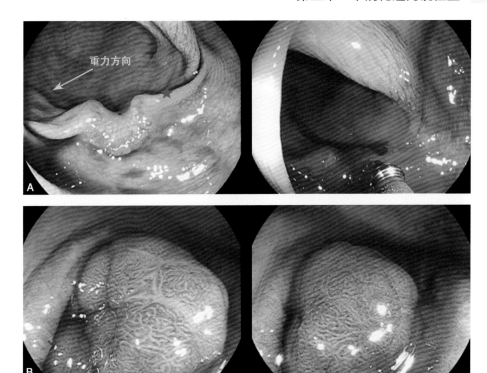

图 3-36 结晶紫染色法

A. 不要直接喷涂,而是根据重力的方向决定滴注的位置(★),通过 non-traumatic tube 一点一点地滴注;B. 先从淡一些的染色开始,重复进行 2 次左右的染色和冲洗后,就可以完成漂亮且均一的染色。

【下面进行 pit pattern 观察】

> 小　　鲁:大圃老师,已经完成漂亮的染色了。
>
> **大圃老师**:很好! 下面我们开始观察。
>
> 小　　鲁:大圃老师,我怎么拍不出漂亮的放大照片?
>
> **大圃老师**:好的,下面传授你拍摄的方法。
>
> 小　　鲁:谢谢大圃老师!（感动）

3. **结晶紫染色的观察方法**　放大观察和对病变整体进行观察时采取的观察方法是不同的,在通过之前的普通观察和着色观察对病变的整体形态有一个把握之后,接下来首先要明确你所关注的部位,不要立即对该部位进行大倍率的放大观察,而是要一点一点地调高放大倍率进行观察,只有这样,进行放大观察的部位才能更容易实现(图 3-37)。另外,为了能让病变部位总是处在直视视野下,事先调整好位置也很重要。此外,还可以根据需求变换卧位,如果病变的位置横跨皱襞时,可以使用钳子按压病变部位的肛侧,使得病变能够处于直视视野下。

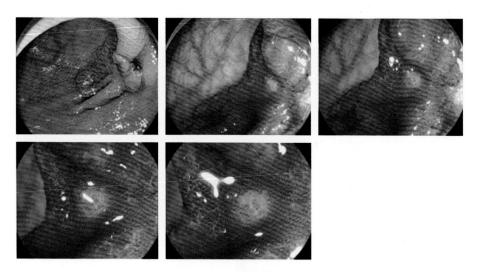

图 3-37　结晶紫染色的观察方法

从远景开始确认你所关注的部位，并慢慢调整为近景，而后进行放大操作。

老师点评

　　放大之后再用镜头接近病灶会导致很难对焦，应先让镜头接近病灶，固定镜头位置后，再开始放大操作，则相对来说更容易实现对焦。不断重复这个操作，实现高倍率的放大。此时，为了不让视野因为抖动而变得模糊，需要一边用左手环指固定角度按钮，一边用左手拇指进行扩大操作，这样就可以实现在不损伤病变部位的前提下完成放大操作（图3-38）。

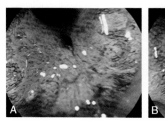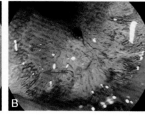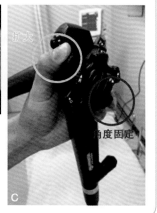

图 3-38　焦距的调整方法

A. 固定镜头；B. 放大倍率，调整焦距；C. 用环指固定（红圈），用拇指放大（黄圈）。

【附】non-traumatic tube 的有效使用方法

如果病变的部位位于皱襞部分而导致难以看清病变的整体时,可以用 tube 按压住靠近肛门一侧的皱襞,来观察整体病变(图 3-39A)。另外,还可以实现对病变部位的正面观察,从而控制因呼吸运动导致的镜头模糊(图 3-39B)。

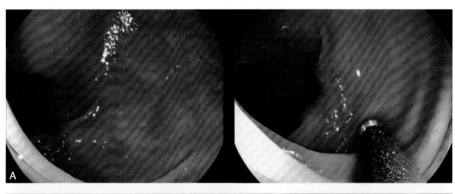

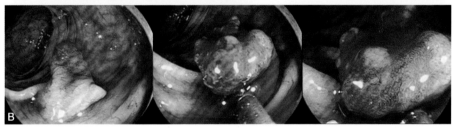

图 3-39　non-traumatic tube 的有效使用方法

A. 当难以看清整体的病变时,可以用 tube 按压住靠近肛门一侧的皱襞,来观察整体病变;B. 当病变存在于切线方向时,可以用 tube 按压住靠近肛门的一侧,可正面观察病变。

五、下消化道内镜活检

【结肠镜检查中】

小　　鲁:这位患者的大便潜血为阳性,现在来做结肠镜检查。乙状结肠段存在 20mm 大小的病变,我认为这位患者适用于内镜手术治疗。接下来准备进行活检,然后完成此次检查。

大圃老师:等一下,你是准备做活检吗?

小　　鲁:难道没有必要鉴别该病变到底是腺瘤还是癌吗?

大圃老师：无论活检最终的结果是腺瘤还是癌，最后都要尝试内镜手术治
　　　　　疗的，对吧？确实周围有不少医师动不动就使用活检，但在大
　　　　　肠病变中，确认是否有必要进行活检是非常重要的。请再学习
　　　　　一下活检相关知识吧。

学习要点

➤ 理解大肠肿瘤活检的适用范围。
➤ 了解活检会增加之后内镜手术治疗的难度。
➤ 理解内服抗血栓药物患者的活检。

　　1. **关于大肠肿瘤活检的适用范围**　我们最好能有这样的理解：大肠肿瘤
的活检和胃部肿瘤的活检是完全不同的。在对胃部肿瘤进行诊断和治疗时，
一般都需要活检。但是相对的，如果面对的是大肠肿瘤，针对需要进行外科
手术治疗的大肠病变，通过活检进行确诊是必需的；对于没有必要进行外科
手术治疗的病变，则没有进行活检的必要性（图 3-40）。这是因为无论活检的
结果是腺瘤还是癌，治疗方法（内镜手术治疗）都不会发生改变。针对大肠肿
瘤的内镜手术治疗具有完全活检（total biopsy）的意义。另外，对于肿瘤与非
肿瘤的鉴别也无须使用活检，因为可以通过内镜检查作出区分。

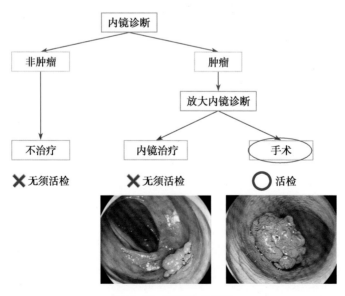

图 3-40　活检的必要性

2. **进行活检时的注意点**　在进行活检时,为了知道是针对哪个部位进行了活检,应该注意的是,需要分别留下活检前、活检时和活检后的照片。针对肿瘤性活检可能性高的部位(内镜检查中发现的最糟糕的病变部位)实施活检(图 3-41)。

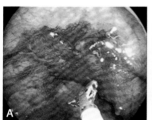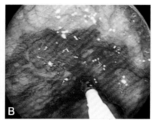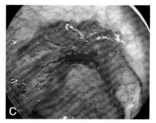

图 3-41　活检照片

活检前(A)、活检时(B)、活检后(C)乙状结肠,25mm LST-NG(假凹陷型),浸润深度为 T_{1b}。

3. 活检会增加之后内镜手术治疗的难度

【大肠 ESD 中】

> **大圃老师**:这个病变的粘连非常严重啊,是不是之前的医师进行了活检啊?
>
> **小　　鲁**:对不起,是我进行的活检。
>
> **大圃老师**:这种情况,考虑到内镜治疗,没有教你不要活检吗? 进行活检会导致纤维化加重,这会让治疗变得困难。
>
> **小　　鲁**:对不起! 对不起!

在确认需要内镜手术治疗(EMR 或者 ESD)时,不进行活检。不必要的活检会导致病变转变为非抬举征阳性,反而会导致通过内镜治疗进行整体切除变得困难(图 3-42)。在结肠镜检查中需要进行活检的病变为炎症和需要进行外科手术的病变(癌症)。

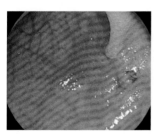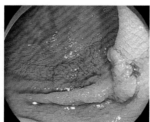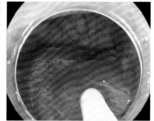

图 3-42　活检导致的 non-lifting

六、病变标记

【术前检查中】

> 小　　鲁：我认为这个病例不适合实施内镜手术治疗，应该实施常规手术治疗。
>
> 大圃老师：那么，作为术前的准备，我们来进行标记吧。
>
> 小　　鲁：知道了，在病变的一旁做好标记。
>
> 大圃老师：在一旁？你是想让外科医师从哪儿看啊？
>
> 小　　鲁：对了，应该标记在腹侧吧，但哪里是腹侧呢？
>
> 大圃老师：确认重力的方向，自然就知道了。下面我们来回顾标记操作的顺序。

学习要点

➤ 理解标记的适用范围。

➤ 理解标记的方法。

关于标记操作的适用范围和标记方法：随着腹腔镜手术的普及，内镜医师有必要去标记好位置，让外科手术的医师能够确认病变的位置。为此，在大圃团队医院中，即便是中晚期癌症患者（下部直肠癌患者除外），也会通过点墨的方法进行标记（图3-43）。另外，适用于内镜黏膜下剥离术（ESD）的病变中，也会在病变部位的近旁进行点墨标记。这不仅能减小治疗时寻找病变

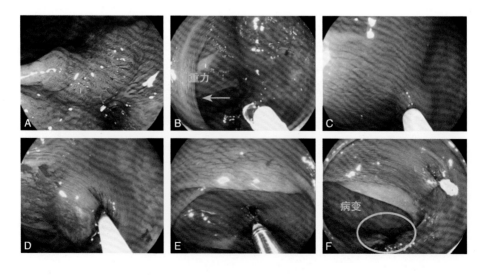

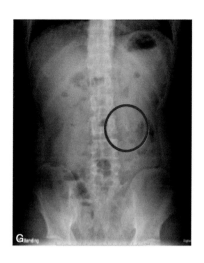

图 3-43　针对手术治疗病例的标记

A. 横结肠 10mm Ⅱa+Ⅱc 型病变,诊断为 T_{1b}（SM 深浸润）,转为外科手术治疗;B. 通过局部注射针滴注生理盐水,确认腹侧的位置;C. 向黏膜下层局部注射生理盐水（为了避免将墨汁误注入腹腔内）;D. 用生理盐水推注墨汁（0.22ml 左右）,将墨汁注入黏膜下层;E. 在点墨完成后,必须加装标记用钛夹;F. 留下可以看清病变和标记部位位置关系的照片;G. 检查后,通过 X 线检查确认病变部位。

部位时的压力,也是为了在迟发性出血、穿孔等需要紧急进行手术的情形中便于迅速找到病变部位。

在实施点墨标记的同时,还会加钛夹。这可以在内镜检查后实施的 X 线检查中代替灌肠检查来确定病变的部位（图 3-43）。

老师点评

绝不进行没有必要的活检。确认活检的结果是否能够左右治疗的方法。如果确定要通过内镜手术进行治疗,活检只会增加内镜手术治疗的难度,没有任何好处。

参 考 文 献

［1］ BARCLAY R L,VICARI J J,DOUGHTY A S,et al. Colonoscopic withdrawal times and adenoma detection during screening colonoscopy［J］. N Engl J Med, 2006, 355（24）: 2533-2541.

［2］ REX D K,CUTLER C S,LEMMEL G T,et al. Colonoscopic miss rates of adenomas determined by back-to-back colonoscopies［J］. Gastroenterology, 1997, 112（1）: 24-28.

［3］ KUDO S,HIROTA S,NAKAJIMA T,et al. Colorectal tumours and pit pattern［J］. J Clin Pathol, 1994, 47（10）: 880-885.

第四章

临床病例观察

第一节 下咽-食管

一、食管癌的基础知识

小　鲁：好了,辛苦了。12点了! 得赶快去食堂,不然寿司午餐就要卖完了!

李老师：喂! 还有患者在等着呢。这位患者可是食管癌高危患者。

小　鲁：我也是食堂高危人群啊(他的意思应该是午餐有被卖光的风险)。嗯,怎么说呢,也可以把这位患者看成是食堂高危人群吧,还是先看这边吧。

李老师：不是食堂,是食管。午餐可以之后再吃,你知道什么样的人患食管癌的风险高吗?

小　鲁：烟、酒……寿司!

李老师：你到底是有多想吃寿司啊。

学习要点

➤ 吸烟、饮酒并不是全部危险因素,我们首先要详细地了解食管癌的危险因素。

➤ 理解食管壁的构造是浸润深度诊断的基础。

---

1. **食管鳞状细胞癌检查前问诊中的危险因素**　食管鳞状细胞癌起源于食管的黏膜扁平上皮。在食管鳞状细胞癌的危险因素中,饮酒和吸烟是主要的危险因素。如果同时有饮酒和吸烟的习惯,则会进一步增加患病风险。近年来,我们认识到酒精本身并不是致癌物质,而酒精在代谢过程中产生的乙醛才是和癌症发生有着密切联系的物质。研究表明,乙醛脱氢酶 2 型(aldehyde dehydrogenase 2, ALDH2)的遗传因子多态性是癌症发生的危险因子。ALDH2不足者在开始饮酒的初期就会表现出面红耳赤的症状并心搏加快,这些都是饮酒后乙醛引发的症状。如果长期习惯性饮酒,则会对乙醛产生抵

抗,从而导致饮酒量增大。ALDH2杂合子不足者如果大量饮酒,因不能代谢,会导致乙醛长时间滞留体内,从而增加患癌的风险。因此,在对患者进行内镜检查前,首先要向患者确认"喝酒后会脸红吗?""就算现在不会脸红,以前喝酒有没有脸红的情况?"。通过提问,筛选出患癌的高风险人群也很重要。

> **小　鲁**:寿司午餐已经下肚,下面一边看李老师的胃镜检查,一边休息吧。
>
> **李老师**:哟,小鲁,你来得正好!你过来看看这个病变,好像是浅表性癌吧?
>
> **小　鲁**:嗯,李老师你在说什么,是早期癌还是进展期癌吧?在《胃和肠》中学过的。
>
> **李老师**:真是没辙,居然都不知道还有浅表性癌的说法。这还好意思去吃饭吗?

　　2. **食管壁的组织结构**　食管的扁平上皮从内侧开始,由黏膜、黏膜下层、固有肌层、外膜构成。其中,黏膜层又分为黏膜上皮(epithelium,EP)、黏膜固有层(lamina propria muscularis,LPM)和黏膜肌层(muscularis mucosae,MM)(图4-1)。

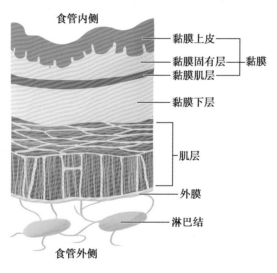

图4-1　食管壁的构造

> **老师点评**
>
> 　　在插入内镜进行检查之前,要养成询问和确认患者是否存在食管癌危险因素的好习惯。

二、早期食管癌的内镜诊断

【内镜检查中】

小　鲁:咦,这不就是食管癌吗? 李老师,这就是癌吧? (一脸骄傲)

李老师:哦——挺厉害嘛。具体诊断呢?

小　鲁:(都说是癌了啊)嗯……中部食管有点儿发红,嗯……还有点儿凹陷的感觉,这是黏膜下层(submucosa,SM)癌对吧!

李老师:喂喂,那么只是 SM1 吗? 应该用什么治疗方法呢?

小　鲁:(什么是 SM1 啊)是——吧,有凹陷,反正大圃医师都能给治了,就用 ESD 吧!

李老师:大圃医师对内镜手术治疗的适用范围的要求可是很严格的,你这样会挨揍的!

小　鲁:这……看来要凹陷的是我的脑袋啊!

学习要点

➤ 食管鳞状细胞癌的术前诊断分为 3 个类别进行评估。

➤ 在白光观察中,色调和肉眼分型的评估不可马虎。

➤ 被称为"榻榻米式褶皱"的碘喷洒下观察也是有力的武器。

➤ 记住 B 血管/AVA 放大观察的图像特征。

1. 根据食管鳞状细胞癌的浸润深度决定治疗方案　食管黏膜层分为 EP、LPM、MM。黏膜下层(SM)又被细分为 SM1、SM2、SM3。另外,SM1 的定义为 SM 200μm 以内。

食管鳞状细胞癌的术前浸润深度诊断一般分为 3 个类别进行评估,即 EP~LPM、MM~SM1、SM2~SM3。之所以分为 3 个类别,是因为不同浸润深度下,淋巴结转移率有所不同。研究表明,在 EP~LPM 中,淋巴结转移率不到 1%;在 MM~SM1 中,淋巴结转移率为 10%~20%;在 SM2~SM3 中,淋巴结转移率为 30%~50%。根据日本《食管癌诊断、治疗指南》的建议,内镜手术治疗的适用范围是,在术前的内镜诊断中:①符合 EP~LPM 定义的病例;②MM~SM1 中没有淋巴结转移的病例。其他病例则推荐使用外科手术切除、放射疗法或化学疗法。

术前浸润深度检查:①EP~LPM:淋巴结转移率不到 1%,适用内镜手术治疗;②MM~SM1:淋巴结转移率为 10%~20%,部分适用内镜手术治疗;

③SM2~SM3:淋巴结转移率为30%~50%,不适用内镜手术治疗。

【内镜检查中】

小　鲁:李老师,虽然只是我的个人见解,这个病例符合 MM~SM1 定义,不过更接近于 SM1。(一脸骄傲)

李老师:说得有模有样嘛!那么,到底是什么表征显示它是 SM 呢?

小　鲁:有些发红,感觉挺严重的,所以就是 SM 呗!

李老师:你这样脑袋又要凹陷进去了!还有硬度和色调的变化、凹凸的变化等,需要观察的点还有很多。

小　鲁:原来如此!刚才挨揍的脑袋也已经凹进去了,还发红,这是 SM 吗?

李老师:不要曲解 SM 的意思好吧,认真学习!

2. **如何对食管鳞状细胞癌浸润深度进行诊断**　作为诊断的要点,在白光下观察病变时,不仅要对病变的色调进行评估,对病变的厚度、硬度还有凹凸的程度这些肉眼分型进行评估也很重要。色调和肉眼形态改变对于推测浸润深度是很重要的,观察时需要调整好送气量,观察食管壁的伸展度是十分重要的。

（1）根据色调变化诊断食管壁浸润深度:食管鳞状细胞癌的色调为白色调、同色调或发红色调中的一种。浸润深度较浅的癌中,多呈现图 4-2A 中的同色调或略微发红的浸润。浅表性癌多会呈现出发红的色调,但是如果像图 4-2B 中那样呈现出特别红的色调时,则意味着存在明显的血管增生,多为组织异型程度高或浸润深度往往也会超出预期,这些需要我们尤其多加留意。

（2）根据病变的厚度和硬度诊断食管壁浸润深度:随着癌浸润深度的增加,癌浸润的体积也会增大。除了一部分特殊的癌外,大部分的癌病灶变得

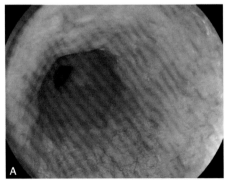
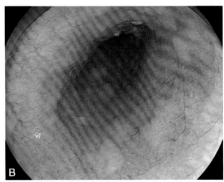

图 4-2　微微发红的病变（A）和明显发红的病变（B）

更为坚硬,通过改变空气量来观察病变部是否存在变形,以及食管壁是否存在变厚也很重要。如图 4-3 所示,如果病变部没有太多的增厚情况,通过过量送气也能让病变部位变得平坦化,则显示这是较浅层癌(EP～LPM)。相对的,如图 4-4 那样病变部位有一定的厚度,充气、吸气后病变延展性变化不大,则显示这是深层癌(SM2～SM3)。

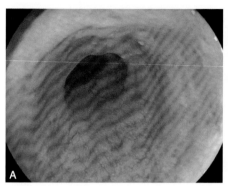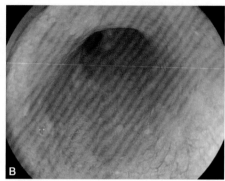

图 4-3　浅层病变
A. 放气时;B. 过度送气。

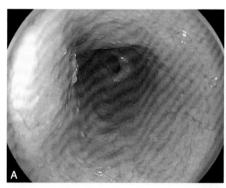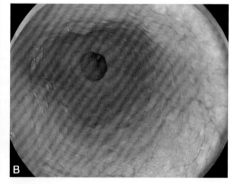

图 4-4　较厚的病变
A. 放气时;B. 过度送气。

(3) 根据肉眼分型诊断浸润深度:食管浅表性癌的肉眼分型有浅表隆起型(0-Ⅰ型)、浅表型(0-Ⅱ型)及浅表凹陷型(0-Ⅲ型)3 个类型。另外,在 0-Ⅱ型中还进一步分为呈极轻度隆起的表面隆起型(0-Ⅱa 型)、不能观察到隆起或凹陷的表面平坦型(0-Ⅱb 型)、存在极微小凹陷的表面凹陷型(0-Ⅱc 型)。下面我们对每个肉眼分型进行详细的表述。

1) 浅表隆起型(0-Ⅰ型):虽然定义为隆起高度大于 1.2mm,但是在实际内镜观察中,一眼就能看见的具有明显隆起的病变,如果通过充分拉伸可以使隆起高度变低的病变,可以考虑其浸润深度符合 EP~LPM,如果隆起程度高且在充分拉伸后隆起的高度也没有变化,则怀疑是 SM 癌。

2）表面隆起型(0-Ⅱa 型):大部分呈现白色调,对隆起程度和颗粒大小的评估很重要。黏膜上皮有肥厚表征多为 EP,如果还伴随明显的颗粒状变化,则多为 T_{1a}-LPM。

3）表面平坦型(0-Ⅱb 型):在白色光下观察,呈现微微发红至同色调,血管透见差、有血管网的中断或光泽消失等。在普通观察下难以观察到病变,多可再采取 OE 观察或碘染色等手段(图 4-5)。另外,浸润深度基本都是 EP。

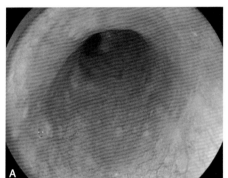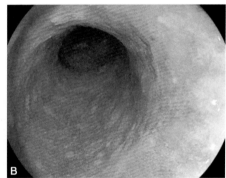

图 4-5　普通光（A）和 OE-1 观察（B）

4）表面凹陷型(0-Ⅱc 型):0-Ⅱa 型和 0-Ⅱb 型的癌变大部分都是黏膜内癌,与其相对的是,约 50% 为浅表性癌的 0-Ⅱc 型中,有些是黏膜内癌,也有些是黏膜下癌,其中包含各种各样浸润深度的病变。0-Ⅱc 型中的 EP 凹陷较浅,在充分伸展状态下看起来像是 0-Ⅱb 型。0-Ⅱc 型中的 LPM 即便在大幅度伸展状态下,大多也能辨别出凹陷的变化(图 4-6)。0-Ⅱc 型中的 MM~

SM1 可以观察到在凹陷的中心有隆起的变化,很多病例中还能观察到更深层的凹陷面或位于病变区域内见孤立颗粒、大颗粒。0-Ⅱc 型中的 SM 更深的癌变可以看到,即便伸展或收缩,浸润的部位也不会发生变形。

5）浅表凹陷型(0-Ⅲ 型):形成比 0-Ⅱc 型还要深的溃疡的凹陷性病变,整体的厚度和边缘的隆起明显。几乎都是比 SM2

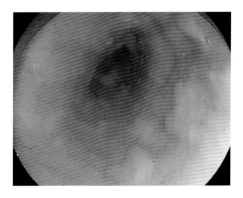

图 4-6　0-Ⅱc 型病变

更重的浸润癌。

【内镜检查中】

小　鲁：果然，李老师，虽然凹陷内伴结节隆起，但是凹陷部分在空气量变化时轻度变形，所以浸润深度为 MM～SM1，相对来说更接近于 SM1。

李老师：嗯嗯，挺不错的嘛！那对于浸润深度的判断，你还能想到其他办法吗？

小　鲁：下面我本来准备进行碘染色了，但是碘染色能判断浸润深度吗？

李老师：是的，下面我们隆重推出——席纹征，又称榻榻米征，这对诊断食管癌会有很大的帮助。

（4）碘喷洒染色观察诊断浸润深度：碘喷洒（卢戈液：碘与碘化钾的水溶液）染色内镜检查是一种利用碘糖原显色反应进行的食管鳞状细胞癌的诊断方法。在食管癌和食管异型上皮中，糖原会有显著减少或消失，而呈现出淡黄色或不染色状态时，对鉴别鳞状细胞癌和上皮内肿瘤或判断鳞状细胞癌的侧向边界有一定的作用。

碘染色疑似癌的象征有"不规整的边界""内部染色不均匀""边界部分的染色较浓，出现绿色边缘"等。碘喷洒后，稍等一段时间后，不染色的部位如果变成粉色（即粉红色征阳性），则怀疑该处病变为癌（图 4-7A）。

受到碘喷洒的刺激，会引起食管壁出现榻榻米状褶皱。榻榻米状褶皱是由黏膜肌层收缩导致的，一般在 EP～LPM 的病变中出现。在 EP 中，榻榻米状褶皱会跨过病灶，没有中断（图 4-7B）。在 LPM 中，榻榻米状褶皱有时会变粗，也有时会变细，不过也不会有中断情况出现。榻榻米状褶皱会在 MM 以深的病变边缘中断（图 4-7C）。

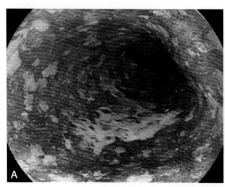

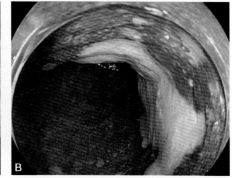

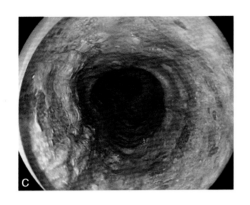

图 4-7　碘喷洒染色观察

A.粉红色征阳性；B.榻榻米状褶皱变粗；C.榻榻米状褶皱消失。

【晨会中】

李老师：这个病例的放大征象是诊断的关键。小鲁，你来看看，这是 B1 还是 B2？

小　鲁：（B1？B2？什么意思？）您说得对，我的皮肤确实有些干燥……

李老师：喂，你是把这个当成维生素 B 了吧！我现在是在问你食管癌中的 B1 型血管。A 型血管、B1 型血管、B2 型血管、B3 型血管的不同是什么？你说说看。

小　鲁：这……如果是维生素的话，倒是能回答上来。

（5）通过 OE 非放大、放大观察诊断浸润深度：OE 的非放大观察推荐用于插入时的筛查或拔出时的再次确认。当在白色光照观察下发现发红的明显病变时，再切换至 OE-1，有时候就能观察褐色区域（brownish area，BA）和内部血管的影像了。

下面我们对 OE 观察进行详细的说明，浅表食管癌的浸润深度和血管征之间的关系参照日本食管学会分类进行总结。

首先，将 A 型血管定义为"不能观察到乳头内血管（intra-epithelial papillary capillary loop，IPCL）变化的轻微病变"。可以在背景中观察到树突状血管，与周围正常黏膜的血管征相比，乳头内血管（IPCL）有轻微的扩张（图 4-8A）。比起 B 型血管扩张程度较小，也有可能是异型小的肿瘤或炎症引起的，是一类暂且可以随访观察的病变。

另外，鳞状细胞肿瘤性病变所见的血管被称为 B 型血管，为了进一步进行浸润深度的诊断，将 B 型分为 B1 型、B2 型、B3 型三个亚分类。

B1 型血管的定义是"包括扩张、蛇形、口径不同、形状不均一所有异常的环状异常血管"。如果癌局限在上皮内，因为肿瘤发育置换已经存在的组织，循环状血管结构被保留,在微放大时可以看到虚线状的血管,成集束状存在(图 4-8B)。提高放大倍率观察,可以看到每条血管的形态存在参差不齐,每条血管之间的距离也呈现出不均一和不规则排列。

B2 型血管被定义为"缺乏环状结构的异常血管"。与 B1 型血管相比,虽然每条血管的扩张程度并没有明显变化,但是可以观察到环状结构被破坏,方向不规则的血管延伸(图 4-8C)。这些血管的走向不规整,部分还存在重合。当癌浸润到 MM～SM1 时,因乳头状构造被破坏,血管环状结构也将消失不可见。此外,当 B2 型血管的区域比较大时,应考虑存在SM2 的浸润,有必要结合白光观察征象和碘喷洒后观察征象,并进行综合诊断。

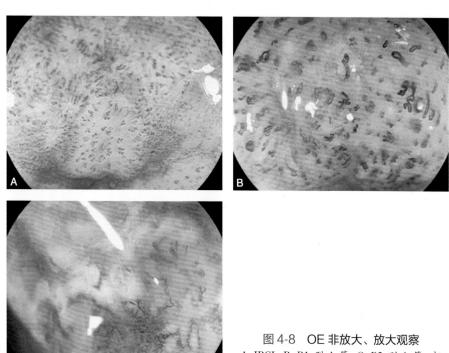

图 4-8　OE 非放大、放大观察
A. IPCL；B. B1 型血管；C. B2 型血管,部分为 B3 型血管。

B3 型血管的定义为"高度扩张的不规整血管(为 B2 血管的 3 倍以上,血管直径为 60μm 以上的不规整血管)"。可以观察到色调偏向绿色的血管扩张,且口径不同,好像是从深处竖直向上生长。在浸润至 SM2 以深的病变,有可能会出现明显肿大的 B3 型血管,但是 B3 型血管的出现概率并不大,其阳性率(positive predict value,PPV)较高,但敏感度低。

被 B 型血管包围的无血管征或血管较粗的区域称为无血管区(avascular area,AVA),其中大小不到 0.5mm 的标记为 AVA-small,0.5mm 以上且 3mm 以下的标记为 AVA-middle,3mm 以上的标记为 AVA-large(图 4-9)。AVA-small 的浸润深度为 EP~LPM,AVA-middle 的浸润深度为 MM~SM1,AVA-large 的浸润深度为 SM2。但是,只由 B1 型血管构成的 AVA 不论大小如何,共浸润深度为 EP~LPM。

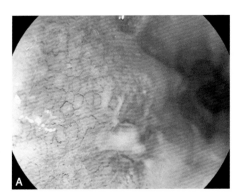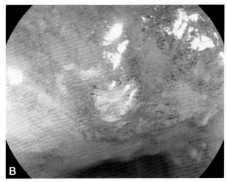

图 4-9　无血管区
A. AVA small;B. AVA middle。

在 OE 放大内镜中,因为只能观察到最表层的血管,所以在病灶较薄的 0-Ⅱc 型或 0-Ⅱb 型癌中,血管畸形和浸润深度的相关程度较高。相对的,在 0-Ⅰ型或 0-Ⅱa 型中,由于病灶的厚度较大,病灶深部的情况难以通过最表层的畸形血管表现出来,导致浸润深度的确诊率降低。这种情况中,需要根据白光观察把握厚度和改变充气量致形态变化等信息,进行综合诊断。

老师点评

为了能够实施安全且有效的内镜治疗,手术前的诊断是最为重要的。在这样的术前诊断中,浸润深度的诊断是最重要的,本章中的内容需要结合临床实际病例进行学习,才会更有效果。

参 考 文 献

[1] NIMURA Y,YOKOYAMA S,FUJIMORI M,et al. Genotyping of the CYP1A1 and GSTM1 genes in esophageal carcinoma patients with special reference to smoking[J]. Cancer,

1997,80(5):852-857.

[2] CASTELLSAGUE X,MUNNOZ N,DE STEFANI E,et al. Independent and joint effects of tobacco smoking and alcohol drinking on the risk of esophageal cancer in men and women [J]. Int J Cancer,1999,82(5):657-664.

[3] YOKOYAMA T,YOKOYAMA A,KATO H,et al. Alcohol flushing, alcohol and aldehyde dehydrogenase genotypes,and risk for esophageal squamous cell carcinoma in Japanese men [J]. Cancer Epidemiol Biomarkers Prev,2003,12(11 Pt 1):1227-1233.

[4] YOKOYAMA T,YOKOYAMA A,KUMAGAI Y,et al. Health risk appraisal models for mass screening of esophageal cancer in Japanese men[J]. Cancer Epidemiol Biomarkers Prev, 2008,17(10):2846-2854.

[5] OYAMA T,INOUE H,ARIMA M,et al. Prediction of the invasion depth of superficial squamous cell carcinoma based on microvessel morphology:magnifying endoscopic classification of the Japan Esophageal Society[J]. Esophagus,2017,14(2):105-112.

[6] OYAMA T,MONMA K. Summaries from the 65th Annual Meeting of the Japan Esophageal Society on September 26,2011,Sendai[J]. Esophagus,2011,8:247-251.

[7] INOUE H. Magnification endoscopy in the esophagus and stomach[J]. Dig Endosc,2001, 13:S40-S41.

[8] ARAKI K,OHNO S,EGASHIRA A, et al. Pathologic features of superficial esophageal squamous cell carcinoma with lymph node and distal metastasis[J]. Cancer,2002,94(2): 570-575.

病例 1 60 岁,女性(图 4-10)。

提示:内镜下如何判断病变的位置?

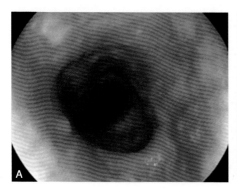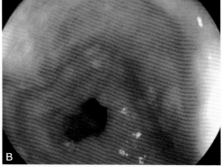

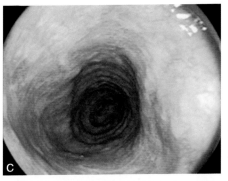
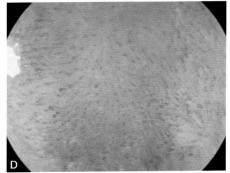
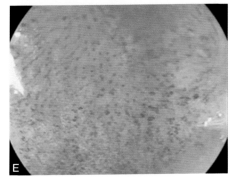

图4-10 病例1内镜图片

A. 白光下远景图像; B. 白光下近景图像;
C. OE 非放大; D. OE 放大 (低倍放大);
E. OE 放大 (高倍放大)。

Q1. 图 A、B 的病变在什么部位?

Q2. 白光及放大内镜所见有何特征?

A1

李老师: 本病例是食管右壁的发红病变。从图 A、B 来看,病变在哪个位置
知道吧?

小 鲁: 12 点钟方向,能看到左主支气管的外压,所以是中段食管(Mt)。

A2

李老师: 是的。食管是管状的管腔器官,所以通过壁外的外压征象来确认
病变位置非常重要。因此,白光下观察时,需要时刻谨记拍摄气
管分叉及左主支气管在 12 点钟方向外压的照片。另外,上段食
管(Ut)和 Mt 的边界是气管分叉,Mt 和下段食管(Lt)的边界是气
管分叉到贲门的中间点,这点一定要确认好!

小　鲁：OE 内镜可见到典型的背景色征象，放大内镜下可以看到典型的 B1 型血管。

李老师：所以，综合分析，此病例为食管早癌，推测浸润深度在上皮层/固有层，适合 ESD 治疗。

病理：食管鳞状细胞癌（SCC），0-Ⅱc 型，11mm×5mm，浸润深度 EP，ly(−)，v(0)，HM0，VM0(图 4-11)。

判定：治愈性切除。

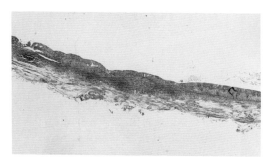
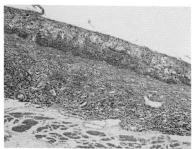
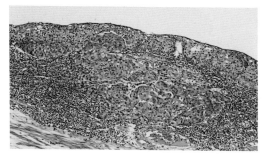

图 4-11　病例 1 病理图片

病例 2　46 岁,男性(图 4-12)。

提示:注意背景色的重要意义。

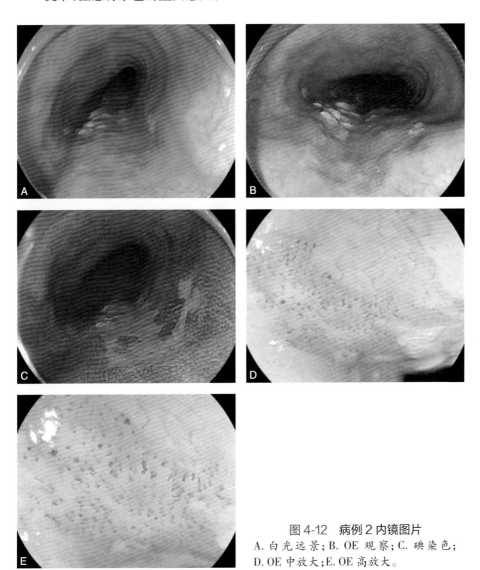

图 4-12　病例 2 内镜图片
A. 白光远景; B. OE 观察; C. 碘染色;
D. OE 中放大; E. OE 高放大。

Q1. 非放大下观察的所见判断是什么?

Q2. OE 放大所见判断是什么? 考虑使用哪种治疗策略?

A1

小　鲁：白光下食管黏膜局限性粗糙，呈不规则片状发红，表面可见白色
颗粒样物，OE观察提示病灶有边界，有茶色背景，微血管观察不
清楚，考虑早期肿瘤。

李老师：是的，需要注意背景色（background coloration，BC），食管病变区域
IPCL之间的黏膜上皮发生颜色改变，称为背景色阳性；没有颜色
改变，则称为背景色阴性。背景色对区分鳞状上皮病变良恶性的
敏感性、特异性和总体准确性都比较高。

小　鲁：那背景色出现的原因呢？

李老师：目前尚无定论，有报道称可能与肿瘤细胞牵拉导致的角质层变薄
有关，也有报道指出这可能与肿瘤细胞与正常鳞状细胞相比，表
达血红蛋白高有关。

A2

小　鲁：OE放大内镜低倍放大见病变区茶褐色区内左侧毛细血管祥密集
增粗，右侧可见无血管区（AVA）改变。中倍放大观察见IPCL呈
B1型改变，右上方见AVA改变，AVA的大小应该属于小AVA。

李老师：分析得非常好。此处病变考虑食管早癌，B1型血管表现考虑浸润
深度为上皮层/固有层。虽然有AVA表现，但是此处AVA是由
B1型血管围成，对于B1型血管围成的AVA，在判断浸润深度时
不再依据AVA的大小。综合分析，此病例适合进行ESD治疗。

病理：高级别上皮内瘤变（图4-13）。
判定：治愈性切除。

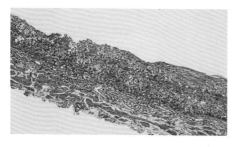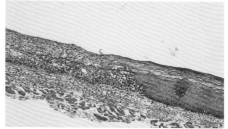

图4-13　病例2病理图片

病例 3 60 岁,男性(图 4-14)。

提示:熟悉 B1 型血管的表现和意义。

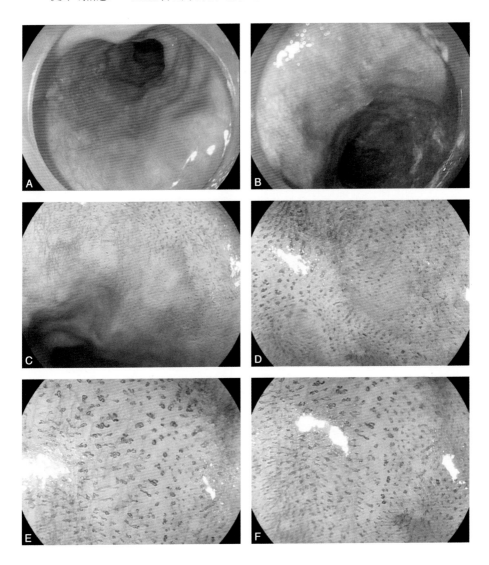

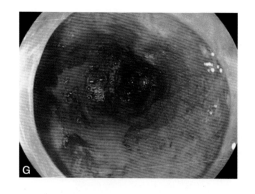

图 4-14　病例 3 内镜图片
A. 白光内镜；B. OE 非放大；C. OE 放大（低倍）；D. OE 放大（中倍）；E、F. OE 放大（高倍）；G. 碘染色。

Q1. 白光下观察的所见判断是什么？

Q2. OE 放大所见判断是什么？

Q3. 考虑使用哪种治疗方针？

A1

> **小　鲁**：该病变位于食管距门齿 25～34cm 处，可见大片状黏膜粗糙、糜烂，覆白苔，为 Ⅱc+Ⅱa 型病变。
>
> **李老师**：非常完美的结论！

A2

> **小　鲁**：根据 OE 放大内镜观察，背景色阳性，茶色区内毛细血管袢明显增粗、密集，高倍放大 IPCL 主要为 B1 型血管，提示病变浸润深度可能位于黏膜内（T_{1a}-EP，T_{1a}-LPM）。
>
> **李老师**：的确如此，此外，我们知道病变边界对早癌诊断是非常重要的，对于病变标记行 ESD 治疗亦非常关键，根据 OE 内镜下观察茶褐色区域及碘染色后失染区域，可协助明确病变边界。

A3

> **小　鲁**：该病变性质为食管早癌，浸润深度位于黏膜内（T_{1a}-EP，T_{1a}-LPM），符合食管早癌 ESD 治疗的适应证。

李老师：的确如此，"但该病变长度较长（9cm），局部环周，ESD 治疗难度较大，术后食管狭窄风险非常高，需要与患者充分沟通，也可考虑外科手术治疗"，如果能附加上这句话，就完美了。

病理：（食管）高级别上皮内瘤变，疑有早期浸润（图 4-15）。

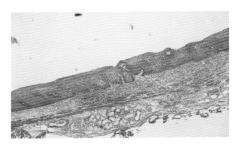
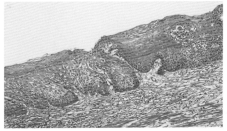

图 4-15　病例 3 病理图片

病例 4　50 岁，男性（图 4-16）。

提示：可以结合充气、吸气的图像，判断病变浸润深度。

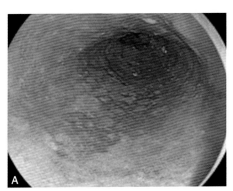
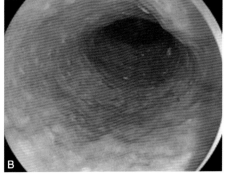

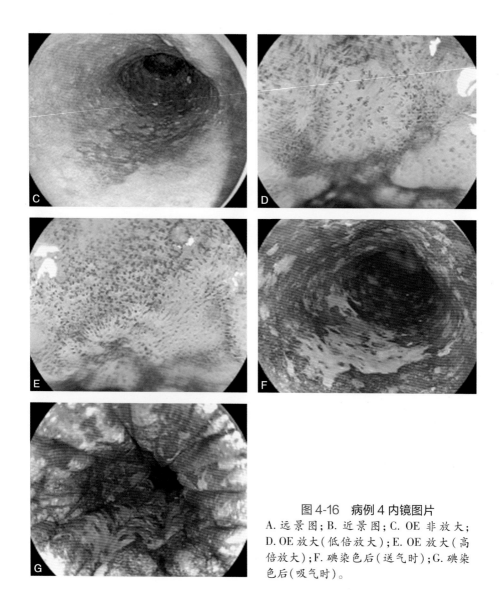

图 4-16　病例 4 内镜图片

A. 远景图；B. 近景图；C. OE 非放大；D. OE 放大（低倍放大）；E. OE 放大（高倍放大）；F. 碘染色后（送气时）；G. 碘染色后（吸气时）。

Q1. 图 A、B 的白光下所见是什么？

Q2. OE 观察的所见是什么？

Q3. 碘染色后所见是什么？

A1

小 鲁：白光下显示的是食管中段一处发红的 0-Ⅱc 型病变。

A2

李老师：确实是一个有边界的发红病变，那 OE 观察所见呢？

小 鲁：接下来看 OE 的图像。OE 图像观察到边界明了的背景色。因为能观察到 4 征(扩张、蛇形、口径不一、形状不均一)全部都有的点状的环状血管，所以考虑为 B1 型血管(图 4-17)。

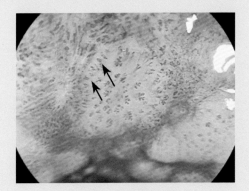

图 4-17　B1 型血管

A3

李老师：是的，B1 型血管，所以提示为 EP/LPM 的病变。碘染色后是什么样的呢？

小 鲁：图 F 是送气时的照片。能观察到明显的碘染色后的不染区，粉色征也是阳性的。图 G 是吸气时的照片，纵向皱襞进入病变内，感觉应该是一个不深的病变。

李老师：是的，综合来看应该是一个 EP/LPM 的病变，是早期食管癌中比较典型的内镜图像。反复多看几遍，让眼睛习惯它。

病理：SCC,0-Ⅱc型,33mm×27mm,浸润深度 LPM,ly0,v0,HM0,VM0（图4-18）。

判定：治愈性切除。

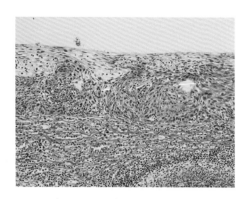

图4-18　病例4病理图片

病例5　60岁,男性(图4-19)。

提示：学习席纹征。

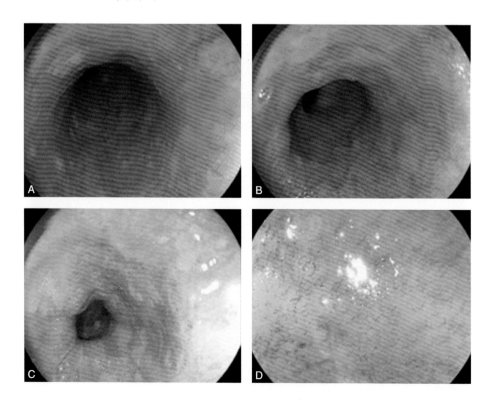

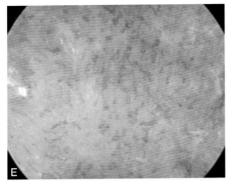
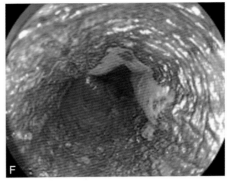
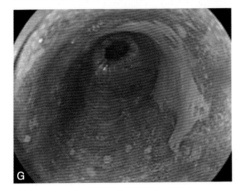

图4-19　病例5内镜图片

A.远景图像；B.近景图像；C.OE非放大；D.OE放大（低倍放大）；E.OE放大（高倍放大）；F.碘染色后（远景图像）；G.碘染色后（近景图像）。

Q1. 图A、B的白光下所见是什么？

Q2. OE观察所见是什么？

Q3. 碘染色后有什么特殊征象？

A1

小　鲁：白光下是一处发红的0-Ⅱc型病变。感觉既没有深的凹陷及凹陷内结节，也没有明显很硬的表现。

李老师：是的。白光下的图像并没有显示病变浸润很深的征象。

A2

小　鲁：接下来是放大图像。IPCL的环状结构也没有完全消失，所以不是B2型血管，应该是B1型血管。

A3

李老师：碘染色后的图像如何呢？

小　鲁：图 F 呈席纹征阳性。考虑为 EP/LPM 病变。图 G 能观察到明显的不染区。

李老师：是的，EP 癌的话，会有席纹征阳性；LPM 癌的话，1/2 的病例席纹征中断；MM 以上深度的癌的话，席纹征一般会中断。所以，出现席纹征时，应考虑为 EP 或者 LPM 癌。席纹征在碘染色后是非常重要的征象，一定要记住！

病理：SCC,0-Ⅱc 型,21mm×18mm,浸润深度 EP,ly0,v0,HM0,VM0(图 4-20)。

判定：治愈性切除。

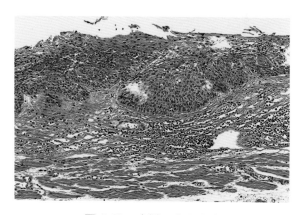

图 4-20　病例 5 病理图片

病例 6　60 岁,男性(图 4-21)。

提示：白光和 AVA 结合判断病变浸润深度。

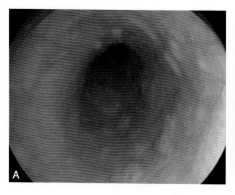
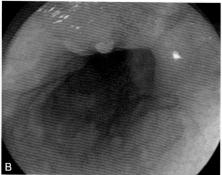

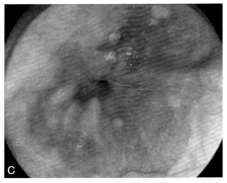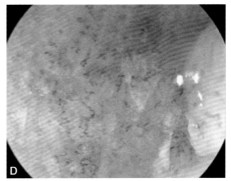

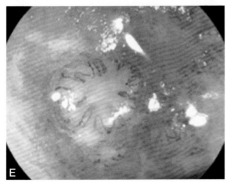

图 4-21 病例 6 内镜图片

A. 远景图像; B. 近景图像; C. OE 非放大;
D. OE 放大病变中心; E. OE 放大结节部分。

Q1. 只看图 A、B(白光下观察)的话,病变的重点观察领域是哪里?

Q2. 图 D 的血管是什么?

Q3. 图 E 的所见是什么?

Q4. 最终诊断是什么?

A1

小 鲁:食管中段前壁的 0-Ⅱa 型病变,图 A 是送气时的照片,图 B 是
吸气后的照片。吸气后的照片能看到存在一定硬度。因此,
判断病变浸润应该有些深吧? 而且注意病变的口侧有一个小
结节。

A2

> 李老师:确实在吸气后能看到有些硬。一定要注意! 送气看厚度,吸气看硬度。考虑为有结节状隆起的 MM 以上深度的病变,这时希望注意 OE 的放大表现。
> 小　鲁:OE 放大的血管所见,非环状的 4 征都有,所以是 B2 型血管。

A3

> 李老师:接下来结节部分的诊断如何呢?
> 小　鲁:B2 型血管包围的 AVA。AVA 的大小很重要。

A4

> 李老师:精彩! AVA 是反映浸润部形成肿瘤块的所见,这是重点。横向的大小与深度有关,所以也用来做浸润度诊断。此病例应该为中 AVA,考虑浸润度为 MM/SM1,所以最终诊断为 0-Ⅱa 型,15mm,MM/SM1,符合 ESD 的相对适应证。

　　病理:SCC,0-Ⅱa 型,16mm×10mm,浸润深度 MM,ly(+),v(0),HM0,VM0(图 4-22)。

　　判定:非治愈性切除。

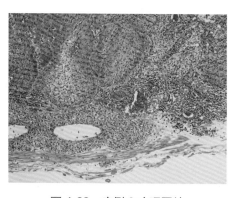

图 4-22　病例 6 病理图片

病例 7（图 4-23）

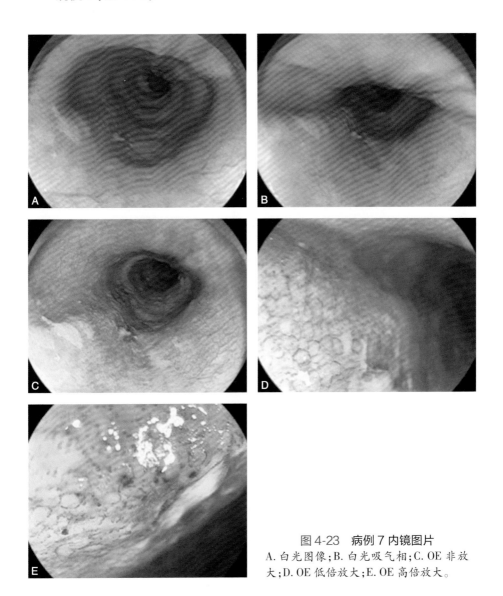

图 4-23　病例 7 内镜图片
A. 白光图像；B. 白光吸气相；C. OE 非放
大；D. OE 低倍放大；E. OE 高倍放大。

Q1. 只看图 A、B（白光下观察）的话，巴黎分型是什么？

Q2. 图 D、E 的血管所见是什么？

Q3. 最终诊断是什么？

A1

李老师：这次从形状分型上开始。Mt 左壁的病变，你觉得巴黎分型是什么呢？

小　　鲁：血管消失的发红的平坦型病变。巴黎分型是Ⅱc 型吧？或者Ⅱb 型？

李老师：我之前工作过的癌症专科医院的话，80% 以上的病变被判断为Ⅱc 型。感觉上来说，碘染色之后首次发现的病变考虑为Ⅱb 型会更好些。

小　　鲁：原来如此，众所周知，Ⅱb 型病变基本上都是 EP 病变。

李老师：从这个病变的白光下发现来看，Ⅱc 型的话更好些。

小　　鲁：病变内的糜烂是活检的影响吧。

A2

李老师：OE 的话，病变的边界变得明了。放大所见如何呢？

小　　鲁：扩张、蛇形、口径不一、形状不均一的 4 征全部都有，所以是 B 型血管。一眼看去，像 B2 型血管。

李老师：也被叫作 soccer ball appearance。

小　　鲁：B1 型血管的话，就无法根据 AVA 的大小做浸润深度诊断了。

A3

李老师：总结一下，Mt 左壁、0-Ⅱc 型、15mm，EP/LPM。所以，是 ESD 适应证的病变。

病理：SCC，0-Ⅱc 型，10mm×7mm，浸润深度 LPM，ly0，v0，HM0，VM0（图 4-24）。

判定：治愈性切除。

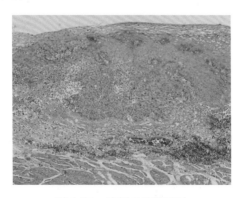

图 4-24　病例 7 病理图片

病例8 62岁,男性(图4-25)。

提示:学会辨别B3型血管和分支样血管。

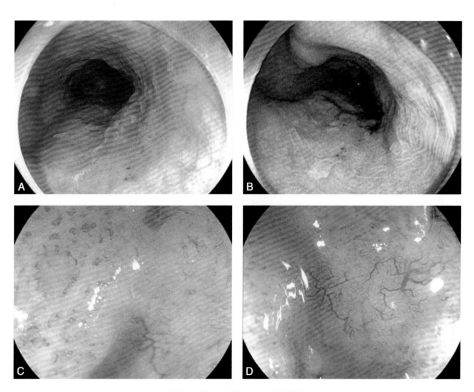

图4-25 病例8内镜图片
A.白光远景;B.OE吸气观察;C、D.OE低倍放大。

Q1. 非放大下观察的浸润深度判断是什么?

Q2. OE放大所见判断是什么?考虑使用哪种治疗策略?

A1

小 鲁:病变在内镜下表面粗糙,呈结节状凹凸不平。之前学习过0-Ⅰ型及0-Ⅲ型病变常提示黏膜下癌,这一病变应该还属于0-Ⅱ型,不知结节状凹凸不平表现有无意义?

李老师:病灶表面呈不规则粗颗粒样或结节状凹凸不平,也是黏膜下癌的提示征象。同时,我们注意到吸气观察食管壁蠕动不良,显得僵硬。

A2

小　鲁：OE 放大内镜高低倍放大 IPCL 已成为不规则分支状的未形成袢血管（图 4-26），至少存在 B2 型血管了，放大图是分支样血管（BV）吗？

李老师：不是的，分支样血管属于正常血管，位置比较深，在固有层近黏膜肌的位置。该血管为表浅的粗大血管，是 B2 型血管直径的 3 倍以上，应为 B3 型血管。

小　鲁：明白了，那 B3 型血管提示病变多侵犯 SM，不再是 ESD 的绝对适应证。

李老师：不错，以后对 BV 和 B3 型血管可以分辨了。

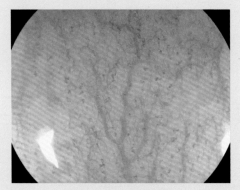

图 4-26　OE 高倍放大

病例 9　70 岁，男性（图 4-27）。

提示：注意食管的 SMT 状隆起病变。

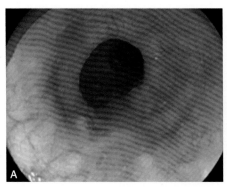

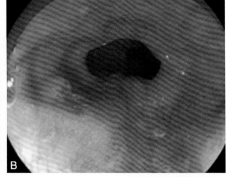

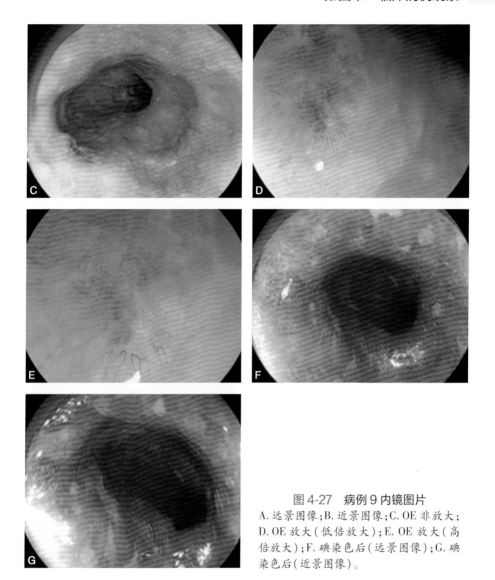

图 4-27　病例 9 内镜图片

A.远景图像;B.近景图像;C.OE 非放大;
D.OE 放大(低倍放大);E.OE 放大(高
倍放大);F.碘染色后(远景图像);G.碘
染色后(近景图像)。

Q1. 图 A、B(白光下)的所见是什么?

Q2. OE 观察的所见是什么?

Q3. 碘染色后的观察是什么?

A1

> 小　鲁：白光下观察最初的印象,病变中心部的凹陷让我很在意。有一定硬度,应该浸润深度不会很浅吧?
>
> 李老师：确实,凹陷的部分让人很在意,相比之下较平缓的向上的隆起,也就是 SMT 状隆起更令人在意。能看到 SMT 状隆起的顶部伴有凹陷吗?

A2

> 小　鲁：原来如此,确实如老师描述。OE 观察的话,看不出是典型的 B 型血管。能看到稍微底下一点的血管透出。
>
> 李老师：是的,看起来不是典型的 B2 型血管。不是 IPCL,能看到黏膜层深部的毛细血管。
>
> 小　鲁：使用常见的血管类型进行诊断相对比较困难啊。

A3

> 李老师：碘染色之后呢? 也许会有新的提示。
>
> 小　鲁：看上去碘染色之后的图像,不染色区比预想的要小,是因为病变本身很小吗?
>
> 李老师：要知道,还有一种情况,肿瘤在表面没有显露出来时,表面的碘染色并不会显示出不染区。
>
> 小　鲁：原来如此,边缘部是非癌黏膜覆盖,所以没有形成不染区。原来这是一个边缘被非癌上皮覆盖的 SMT 状隆起肿瘤呀。但是,中心有一部分不染区,所以是扁平上皮癌吗?
>
> 李老师：确实如此。SMT 状扁平上皮癌,所以怀疑是基底细胞癌。
>
> 小　鲁：基底细胞癌啊……原来如此。病变起源于基底层细胞,所以是 SMT 状隆起。
>
> 李老师：基底细胞癌是类似于基底细胞的肿瘤细胞充实性繁殖之后形成的肿瘤。肉眼观察下呈现平缓的向上的黏膜下肿物的形态,表面被非癌上皮覆盖而显得平滑,但是有顶部伴有糜烂或凹陷的特征! 这也是发现食管 SMT 状隆起时鉴别诊断的一种。

病理:基底鳞状细胞癌,0-Ⅱc 型,9mm×5mm,浸润深度 MM,ly(-),v(+),HM0,VM0(图 4-28)。

判定:非治愈性切除。

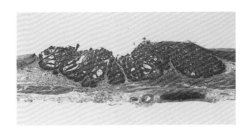

图 4-28　病例 9 病理图片

病例 10　54 岁,男性(图 4-29)。

提示:尝试综合分析一处食管病变吧。

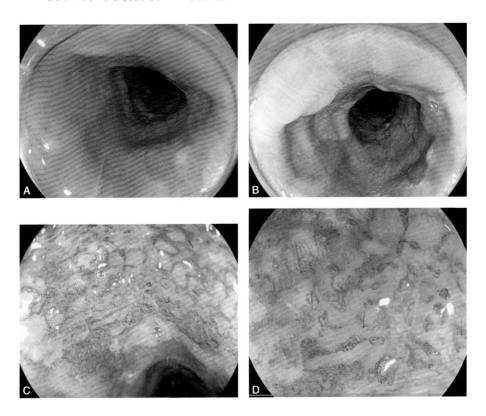

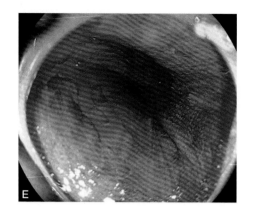

图 4-29　病例 10 内镜图片
A. 白光图像；B. OE 图像；C. OE 低倍放大；D. OE 高倍放大；E. 碘染色图像。

Q1. 只看图 A，觉得病变是良性还是恶性？

Q2. OE 所见判断是什么？

Q3. 该病变的浸润深度如何？

Q4. 考虑使用什么样的治疗方针？

A1

小　鲁：白光内镜可见食管黏膜色红、黏膜下血管纹理不清，并且环 1/2 管腔。所以，考虑不能除外食管癌性病变。

李老师：是的，食管癌的白光内镜可以表现为黏膜粗糙、色泽发红、分支血管网消失等特征。遇到这些情况，一定要警惕！

A2

小　鲁：OE 显示病变为茶色区，背景着色是阳性的。另外，放大内镜可见异常 IPCL，同时由 B2 型血管组成的中 AVA。所以，是食管早癌。

李老师：你说的对。背景着色阳性是食管癌的必备因素。另外，还需要有异常的 IPCL。两者兼备，即可诊断为癌。另外，碘染色显示病变为失染区，这是内镜下诊断食管癌的"金标准"。

A3

小　鲁：吸气相病变延伸性尚好，但是放大内镜可以看到 B2 型血管，所以提示病变浸润深度在 MM/SM1。

李老师：另外，在碘染色后，如果病变浸润浅的话，会有席纹征阳性，但图 E 可以发现这个病变显然没有席纹征，因此判断浸润深度不会特别深。

A4

小　鲁：考虑此病变为食管早癌，浸润深度在 MM/SM1，符合 ESD 治疗的相对适应证。

李老师：是的，可以进行 ESD 治疗，但是因为是符合相对适应证，需要与患者做好沟通。

第二节　胃 的 诊 断

一、背景黏膜

【上消化道内镜检查中】

小　鲁：我想找早期胃癌，但是怎么也找不到。

李老师：想要找到胃癌，首先你要对胃炎有一定了解。

小　鲁：胃炎吗？也就是幽门螺杆菌感染吧。这我知道啊，只需要除菌就可以了。请您告诉我找到胃癌的方法。

李老师：胃炎和胃癌之间存在着斩不断的关系。为了能够发现早期的胃癌，我们先来学习一下容易患上胃癌的胃。

学习要点

- ▶ 了解正常的胃黏膜。
- ▶ 试着对慢性胃炎进行评估。
- ▶ 预测幽门螺杆菌感染。
- ▶ 知道胃炎和胃癌的关系。

在学习胃癌的相关知识前,我们首先有必要了解胃癌发生的背景。与其他癌不同的是,我们知道,大多数胃癌的发生都和幽门螺杆菌有关。统计表明,胃癌患者中约有99%为幽门螺杆菌感染者,或者有过幽门螺杆菌的感染史。因此,要想诊断胃癌,首先我们要学习胃炎的相关知识。

1. **胃黏膜腺体的分类**   胃黏膜由数个种类的腺体构成,首先位于口腔一侧的是贲门腺,其肛侧有胃底腺,这里负责分泌胃酸和胃蛋白酶。再往肛侧方向是幽门腺,它们一边相互交错一边移动。在没有感染幽门螺杆菌的人中,在内镜下区分胃底腺和幽门腺的方法是,能够观察到集合微静脉呈现规则排列(regular arrangement of collecting venules,RAC)的部位为胃底腺,而相对靠近肛门侧的树突状血管的区域就是幽门腺(图4-30)。在未被幽门螺杆菌感染的胃黏膜中,这个边界在靠近幽门的附近,但当幽门螺杆菌感染导致慢性炎症、胃底腺萎缩并发生肠上皮化生时,这个边界会逐渐向口腔一侧方向移动。

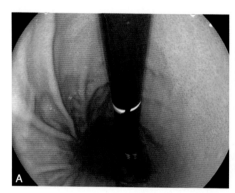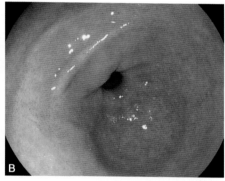

图4-30   胃底腺(A)和幽门腺(B)

2. **慢性胃炎**   幽门螺杆菌的持续感染,导致腺窝上皮细胞处发生炎性细胞浸润,并引起间质水肿改变(活动性胃炎)。其次,发生固有胃腺萎缩(萎缩性胃炎)。木村竹本分类是一种广泛使用的萎缩性胃炎评估方法,分6个阶段对胃的萎缩进展严重程度进行评估(图4-31)。那么,细致的分类到底有什么意义呢?在针对胃炎的严重程度和之后发展成胃癌概率的探讨中,萎缩的范围越大,发生胃癌的可能性也越大,通过这样的分类可以对患者的胃癌患病风险作出评估。

3. **幽门螺杆菌感染**   幽门螺杆菌感染的患者(现症感染)最为突出的内镜下表现是弥漫性发红和黏膜肿胀。另外,还有附着白色浑浊黏液、体部有点状发红、褶襞肥厚、鸡皮结节状胃炎(图4-32)。此外,作为除菌后可观察到的变化,还会有地图状发红。现在是否有幽门螺杆菌感染,或者曾经有过但

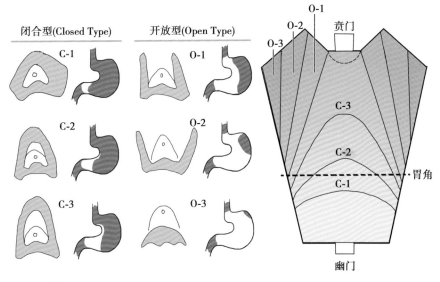

图 4-31　木村竹本分类

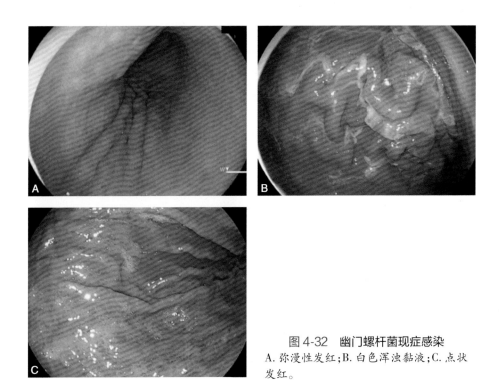

图 4-32　幽门螺杆菌现症感染
A. 弥漫性发红；B. 白色浑浊黏液；C. 点状
发红。

现在已经消失的特征,可以观察到胃黏膜的萎缩和黄色瘤,或者增生性息肉。根据上述表征,是无法推断现在是否感染幽门螺杆菌,或推断存在感染过去史的。相对的,如果没有发生过幽门螺杆菌的感染,黏膜会呈现无发红、肿胀、有光泽状态,能够观察到 RAC 征,没有蛇形肿胀的褶襞,但可以看到棱角状发红或胃底腺体息肉、血红蛋白附着等特征(图 4-33)。这些也只不过是综合诊断,有许多病例难以据此给出明确的诊断,此时需要进行适当的问诊和感染的诊断。

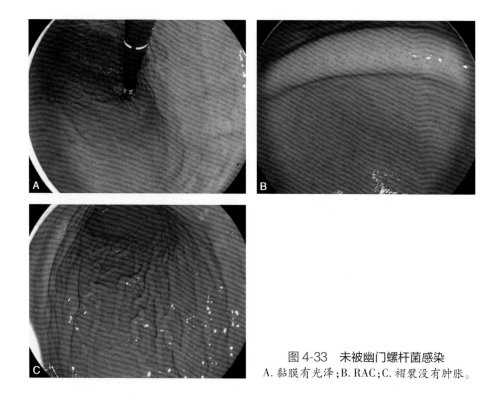

图 4-33   未被幽门螺杆菌感染
A. 黏膜有光泽;B. RAC;C. 褶襞没有肿胀。

4. 慢性胃炎和胃癌   胃炎根据分布位置,可以分为胃窦为主胃炎、全胃炎、体部为主胃炎。胃窦为主胃炎一般在欧美人或有十二指肠溃疡的患者中较为常见,这种胃炎一般不会有明显的萎缩性变化。全胃炎虽然发生萎缩性变化的严重程度也不高,但是可以在整个胃部发现活动性胃炎,这种胃炎发展为未分化型胃癌的风险较高。体部为主胃炎会从胃窦部开始不断推进萎缩并伴有肠上皮化生,同时体部还会表现为活动性胃炎,这种胃炎发展为分化型胃癌的风险较高。另外,表现出萎缩的黏膜和未表现出萎缩的黏膜中,分化型癌一般多发生于萎缩侧(约为肛侧),未分化型癌一般多发生于没有发生萎缩的黏膜(约为口腔侧)。

老师点评

可以根据有无胃炎,以及所患胃炎的严重程度,对患者的胃癌患病风险进行分层。胃镜检查是一项有创检查,它并不是一项检查时间越长效果就越好的检查,我们需要了解各位患者的具体背景情况,实施松弛有度的检查。

二、胃癌的发现

小　鲁:原来如此,我已经对胃炎有比较详尽的了解了。这位患者是 O-3 型胃炎,我认为一定患有胃癌。

李老师:用这种思维方式去看待是很重要的。

小　鲁:好像没有的样子啊。

李老师:小鲁,不仔细冲洗,就算原本存在的东西也是无法发现的。看,你不觉得那个部位有些可疑吗?

小　鲁:咦,在哪里?

李老师:主要有几个地方是需要重点观察的。

学习要点

- 为了能够发现早期胃癌,需要注意什么?
- 幽门螺杆菌检查为阴性的胃也有可能发生胃癌吗?
- 什么是图像增强内镜?
- 试用 OE-1 和 OE-2。

1. **存在慢性胃炎的情形**　如果已经确定存在幽门螺杆菌感染或者既往感染,由于这些患者为胃癌高危人群,所以有必要更加用心地进行观察。为了能够发现早期的胃癌,需要我们注意的点:有边界、色调、凹凸、表面构造的变化。

(1) 有边界:原则上,癌或腺瘤这类上皮性肿瘤基本上都是具有明显边界的病变。因此,如果病变的边界不明显,是上皮性肿瘤的可能性就会相对小一些。另外,除菌后的胃癌也会有些是边界不明的,具体在下文中说明。

(2) 色调:一般原则,分化型癌多为发红色调或褪色色调,未分化型癌多为褪色色调(图 4-34)。

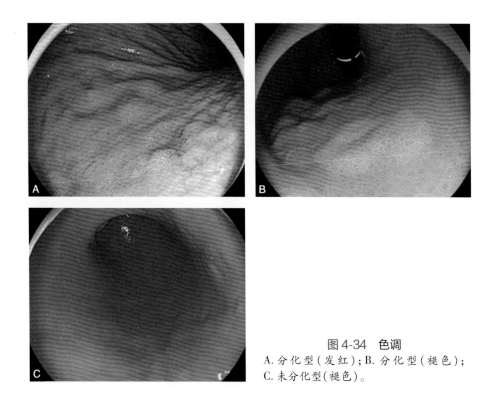

图 4-34 色调
A. 分化型（发红）；B. 分化型（褪色）；
C. 未分化型（褪色）。

（3）凹凸：大多数胃癌都存在隆起或凹陷改变。在分化癌中，可看到隆起、平坦、凹陷等各种形态，但在未分化癌中，一般来说只有凹陷的改变。为了能够更容易地观察这些凹陷，有时还会用色素（靛胭脂）染色（图 4-35）。

具体操作：对病变部位进行充分的冲洗，将稀释成较淡颜色的色素喷洒，再逐渐加深。如果一开始就用浓溶液进行喷洒，有时反而会让病灶变得不明

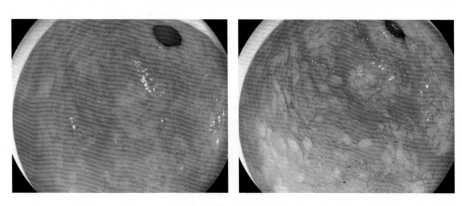

图 4-35 色素喷洒

显,所以选择先从较稀的溶液开始喷洒。有时需要等一小会儿才能看到界限清晰的效果,但是如果病变部位没有凹凸改变,喷洒色素是不会起作用的,这一点需要大家留意。

(4)表面构造的变化:除了胃炎样胃癌等不典型胃癌外,在大多数胃癌中,病变部位和周边黏膜形态表现不同。大多数的不同可以在白光下或者在进行色素喷涂后清晰地展现出来,血管透过消失和自然出血对诊断也有帮助。

2. **没有慢性胃炎的情形** 对于这类人群患胃癌的危险性低,但是也会有较为罕见的患胃癌的情况。具有代表性的是褪色色调的Ⅱb型或者Ⅱc型病变,未分化型癌(图4-36)。研究表明,这些多发生于M、L区域中,且基本都是印戒细胞癌。

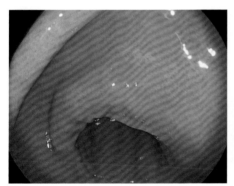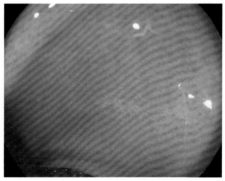

图4-36 幽门螺杆菌阴性的未分化型癌

小　鲁:这人也是0-3型萎缩性胃炎。啊,这里,这里看起来有些可疑,是一处边界明确的发红改变。
李老师:你很快就找到这处让人在意的地方了,很厉害。可以用OE确诊吗?
小　鲁:怎么说呢,OE吗?还是送去做活检吧。
李老师:活检可以放在最后做,机会难得,我们用OE试着观察一下吧。这是很有用的应用场景,我们来学会熟练使用它吧。

3. **图像增强** 在发现胃癌的检查中,图像增强是一定要熟练掌握的一项技术。OE-1可用来观察微小的表面构造和血管构造,主要用在放大观察的场景,对提高胃癌的确诊率和推定组织类型有很大帮助。另外,

OE-2 在保持和白光相同色调的同时,可以强调出肿瘤和非肿瘤的色调差异,对发现胃癌有一定的作用。图 4-37 是胃体下部小弯处的Ⅱc 型病变,在 OE-2 下病变部位会被从背景黏膜上突显出来,并呈现出黄色调供我们进行观察。

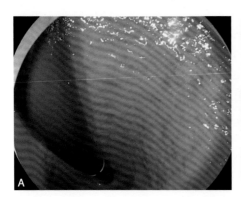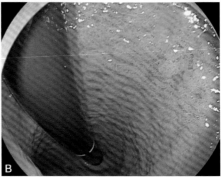

图 4-37 OE-2 用途

A. 白光;B. OE-2。

老师点评

只是漫无目的地进行检查操作,是无论如何也发现不了早期胃癌的。如果自己所在的医院很少能够发现早期胃癌的话,可以参考教科书,总之就是先要多看一些早期胃癌的照片。

三、浸润深度诊断

小　鲁:刚才的病变部位在 OE-2 下呈现出淡黄色区域的状态,在 OE-1 中也能观察到明显的界限,肿瘤也不是很大,应该可以使用内镜手术治疗吧?

李老师:小鲁,请问内镜手术治疗的适用范围是什么?

小　鲁:分化型,2cm 以下,应该没有错吧?

李老师:应该还有一个重要的条件吧?

小　鲁:对了,还有浸润深度,必须在黏膜内才可以。

李老师:病变在黏膜内的依据是什么?

小　鲁:就是不怎么大呗……

李老师：在早期胃癌的治疗方案制订中,浸润深度的诊断是必不可少的。当然,这也仅是一种预测,并不是绝对的。如果具备一定的相关知识,大部分都可以准确预测。下面我们来学习一下早期胃癌的浸润深度的诊断吧。

学习要点

➤ 哪些是早期胃癌内镜手术治疗的适用范围?
➤ 在进行浸润深度诊断时需要知道的事项。
➤ 尝试对各种肉眼分型进行浸润深度诊断。

早期胃癌是一种基本可以通过手术治疗实现根治的疾病。在日本,内镜手术治疗的使用对象是淋巴结转移可能性极小的患者。根据现行的胃癌治疗指南,需要根据组织类型、大小、溃疡瘢痕的有无、浸润深度来决定是否适用内镜手术治疗。这里我们介绍进行浸润深度诊断的要点。

1. **当进行浸润深度诊断时**　这里讲解一下通过内镜观察到的图像,推测浸润深度的方法。此处前提是,虽然可以推测出 SM2 癌,但是推测 SM1 癌有时是比较困难的。因此,这里我们提及的 SM 癌是指 SM2 癌,如果是不适用内镜手术治疗的癌,我们会在开始的时候说清楚。胃癌的浸润深度按照各个肉眼分型来看会比较好懂,这里我们按顺序说明。

2. **浸润深度诊断的各个情形**

（1）0-Ⅰ型:指的是隆起高度在 2.5mm 以上的病变。从大小方面来看,2cm 以下的病变几乎都是 M 癌,3cm 以上的则更多为 SM 癌。从隆起的形状来看,有蒂或亚蒂的病变多为 M 癌,无蒂的广基性病变多为 SM 癌。另外,如果隆起存在凹陷或凹凸不平,则多为 SM 癌。

（2）0-Ⅱa 型:指的是隆起高度在 2~3mm 的病变。虽然 0-Ⅱa 型病变中大部分为 M 癌,如表面平滑且呈现扁平隆起状态的几乎都为 M 癌,但是存在较大的结节或者凹陷、糜烂,或者伴有强烈的发红、黏膜粗糙,则有必要考虑是 SM 病变的可能性。另外,超过 5cm 的病灶有时会伴有 SM 浸润。

（3）0-Ⅱb 型:基本上都是 M 癌。但是一般Ⅱb 型不是单个病变,往往还伴随Ⅱa 型病变或Ⅱc 型病变。这种情况下,还需要按照伴随病变所对应的标准进行浸润深度的预测。

（4）0-Ⅱc 型［UL(-)］:这是早期胃癌中最为常见的一种肉眼分型,需要我们好好掌握。表明可能是 SM 癌的表征有凹陷部位的厚度、硬度、凹陷内大小不同的结节和强烈的发红、无构造化、边缘隆起(黏膜下肿瘤样隆起)。另外,病变的体量越大,是 SM 癌的可能性也越高。研究表明,如果大小超过20mm,则接近半数都是 SM 癌。

(5) 0-Ⅱc 型[UL(+)]:如果存在溃疡瘢痕,因为本身就有一定的硬度,是病变本身厚度,还是伴随着瘢痕带来的变化,有时会出现这样难以判断的情况。与没有溃疡瘢痕的情形相比,进行浸润深度判断的难度更高。如果凹陷表面平坦,皱襞也比较细微,则可以考虑是 M 癌;如果凹陷表面存在结节、无构造化、边缘隆起、皱襞太粗或有愈合情况,则是表明病变为 SM 癌的重要表征。

(6) 0-Ⅲ型:纯粹的 0-Ⅲ型不多,多数是和Ⅱc 型同时被观察到。溃疡的部位有时是由消化性溃疡引起的,也有时是由癌引起的,如果是由癌引起的,则考虑多为 SM 癌。但是,因为溃疡会导致病变变厚和变硬,所以有时会导致诊断困难。此时可以选择口服用抗溃疡的药物,之后再进行评估。因为肉眼分型往往随着时间的推移而变化,如果溃疡愈合,则推荐按照 0-Ⅱc 型病变进行评估。

老师点评

浸润深度诊断仅仅是一种预测,不过只要多加训练,诊断的精度也会随之不断提升。如果遇到早期的胃癌,需要我们试着用准确的语言进行评估,并推测浸润的深度。与术后的病理结果进行比较也是非常重要的。通过不断重复,让自己成为这方面的专家。

四、放大内镜

学习要点

➤ 学习放大内镜的诊断顺序。
➤ 记住放大内镜的图像特征。
➤ 在放大模式下拍摄出漂亮的照片。

1. **早期胃癌诊断的流程**　通过放大内镜进行的早期胃癌诊断提倡采用简化流程(magnifying endoscopy simple diagnostic algorithm for early gastric cancer,MESDA-G)(图 4-38)。

(1) 发现疑似早期胃癌的病变后,首先检查有无边界线(demarcation line,DL)。

（2）如果观察到有 DL，则转入对内部细节的观察。对微小血管构造影像（microvascular pattern，MVP）和表面微小构造（microsurface pattern，MSP）进行评估，并按照规整（regular）、不规整（irregular）、消失（absent）进行分类。只要存在一种 irregular 的情况，则符合 IMVP（irregular microvascular pattern）、IMSP（irregular microsurface pattern）的定义，可以诊断为癌（图4-39）。

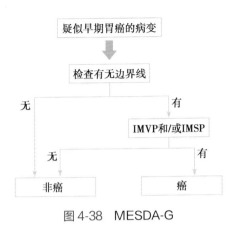

图4-38　MESDA-G

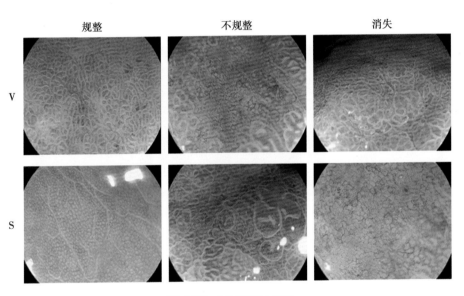

图4-39　MVP 和 MSP

小　鲁：这个流程的优点就是很简便。

李老师：没错，但是否能界定 DL 有时很让人迷惑。

小　鲁：未分化型癌或除菌后的胃癌许多没有明显的 DL。重要的是，从确定不是肿瘤的周围开始进行观察。

李老师：原来如此，虽然想尽快去观察病变部位，但开始还是要从周围不是肿瘤的部位入手。

2. 放大内镜的图像区分(图 4-40)

(1) 分化型癌:无法观察到黏膜的结构,可以观测到呈现网状的血管 network pattern(IMVP、AMSP),或者在绒毛状的黏膜纹样中观察到血管(MVP、IMSP)。这些都是典型的分化型癌变。

(2) 未分化型癌:黏膜的纹样消失,可以观察到中断的血管 corkscrew pattern(IMVP、AMSP)。这些都是典型的未分化型癌变。

(3) 白色不透光物质(white opaque substance,WOS):有白色、不透明的沉淀物,这其实是沉积于上皮上的脂肪滴。如果能观察到 WOS,则怀疑可能是癌。

(4) 白色球状物(white globe appearance,WGA):是指不满 1mm 的白色球状物,这是蓄积在扩张后腺管中的坏死物质。研究表明,这是分化型癌的标志物。

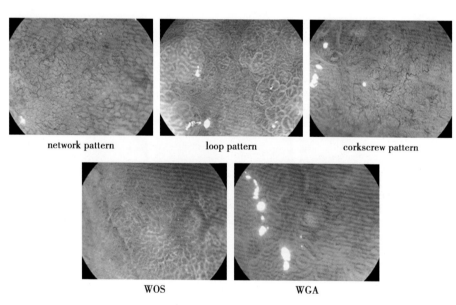

network pattern　　　　loop pattern　　　　corkscrew pattern

WOS　　　　　WGA

图 4-40　放大内镜的影像区分

3. 放大内镜的实践

(1) 为了保持合适的距离,需要在末端加装镜头帽。为了避免镜头剐蹭导致组织出血,选用柔软的黑镜头帽。

(2) 总之,要始终注意避免引起出血。病变部位具有容易出血的特征,不仅会因为镜头的剐蹭导致出血,冲洗的过程中也有出血的可能,故冲洗也要尽量温柔一些。

（3）首先,用低倍率放大进行评估。因为高倍率放大会导致看不到周围而迷失方向。用放大内镜进行评估时,从中心部位开始放大,并对内部的MVP、MSP 进行评估(图 4-41)。

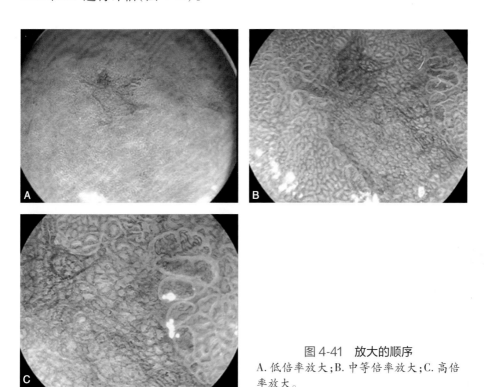

图 4-41 放大的顺序
A.低倍率放大;B.中等倍率放大;C.高倍率放大。

小　鲁:虽然我的操作没有引起患者出血,但总是很难对准焦距。
李老师:当不能很好地对准焦距时,可以采用调整空气量的方法应对。如果是因为离病变的位置太近导致无法对焦,可以稍微增加一些送气,让镜头离病变远一些;如果是因为离得太远而无法对焦,则可以尝试一点点地吸气。
小　鲁:对不起,吸气后导致镜头戳到了病变部位,引起了出血。
李老师:需要大量训练才能慢慢掌握窍门。另外,还有一个解决方法,就是浸水法。

（4）浸水法的优点是可以消除光的反射。通过浸水,还可以避免接触导致的出血。另外,镜头的对焦也可以变得更加方便。具体来说,就是因为和镜头帽紧密接触，使放大观察更为方便，可以用水泵或手动充水的方法（自来水即可）让镜头帽内部保持充满水的状态并进行观察（图 4-42）。

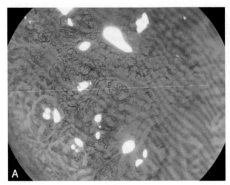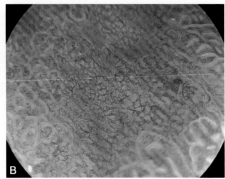

图 4-42　浸水法
A. 普通；B. 浸水。

老师点评

通过使用放大内镜，不仅可以对癌或非癌作出诊断，还可以预测癌的组织类型。利用放大内镜拍出漂亮的照片，定会在治疗时起到作用。

参 考 文 献

［1］ KIMURA K,TAKEMOTO T. An Endoscopic Recognition of the Atrophic Border and Its Significance in Chronic Gastritis［J］. Endoscopy,1969,1:87-96.

［2］ UEMURA N,OKAMOTO S,YAMAMOTO S,et al. Helicobacter pylori infection and the development of gastric cancer［J］. N Engl J Med,2001,345(11):784-789.

［3］ 日本胃癌学会. 胃癌治疗指南［M］. 5 版. 东京:金原出版株式会社,2018.

［4］ MUTO M,YAO K,KAISE M,et al. Magnifying endoscopy simple diagnostic algorithm for early gastric cancer (MESDA-G)［J］. Dig Endosc,2016,28(4):379-393.

病例1　56 岁,男性(图 4-43)。

提示:萎缩肠化背景上的黏膜粗糙。

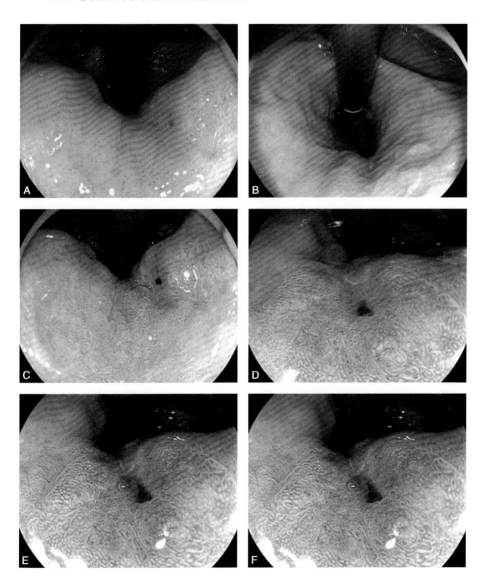

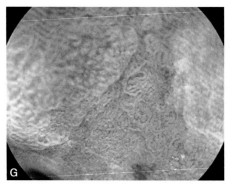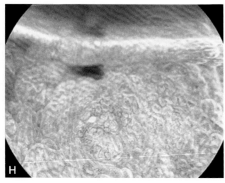

图 4-43　病例 1 内镜图片

A. 远景图像；B. 近景图像；C. OE 非放大；D～F. OE 低倍放大；G、H. OE 高倍放大。

Q1. 只看图 A、B，觉得病变是良性还是恶性？为什么？

Q2. OE 放大所见判断是什么？

Q3. 该病变的分化类型及浸润深度如何？

Q4. 考虑使用哪种治疗方针？

A1

> 小　鲁：这是位于贲门后壁的一处凹陷型病变，表面充血、粗糙。恶性病变不能除外。
>
> 李老师：是的，对于非典型部位的黏膜发红、粗糙，一定要警惕恶性病变。这个病变根据巴黎分型，为 0-Ⅱc 型病变，确实不能除外恶性病变。

A2

> 小　鲁：OE 观察病变表面呈褐色，病变处胃小凹不规则。放大内镜可以看到小凹形态欠规则，出现胃小凹及腺管的融合。微血管排列也比较紊乱，综合分析后，此处病变为早期胃癌的可能性比较大。
>
> 李老师：是的，你说得非常正确，但还缺少很重要的一点——边界线。这个病变可见正常小凹、异常小凹分界线，因此有明确的分界线。诊断一个病变为肿瘤性病变，除了要有异常的小凹和/或微血管外，首先需要明确的就是，是否存在边界线。这点一定要记住。

A3

小　鲁：患者胃体存在广泛肠化，在萎缩肠化背景上的病变还是分化型病
　　　　变可能性最大。病灶色偏黄，提示腺体密度较周围腺体更密集，
　　　　也支持分化型胃癌的判断。这个病变吸气、充气改变时延展性良
　　　　好，所以浸润深度不会太深，可能位于黏膜层。

李老师：对，你分析得非常正确。不能只关注病变，同时也应该看看这个
　　　　病变所处的背景黏膜是否有萎缩肠化。再者，通过改变胃腔内的
　　　　气体量，观察病变的伸展性，可以判断病变的浸润深度。

A4

小　鲁：综合以上分析，内镜下病变考虑为胃早癌，浸润深度考虑位于黏
　　　　膜层，病变范围<3cm，符合内镜治疗的适应证，可给予 ESD
　　　　治疗。

病例2　60岁,男性(图4-44)。

提示：请注意单发的发红病灶。

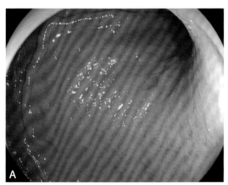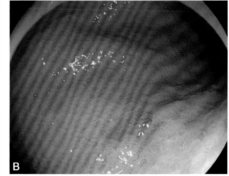

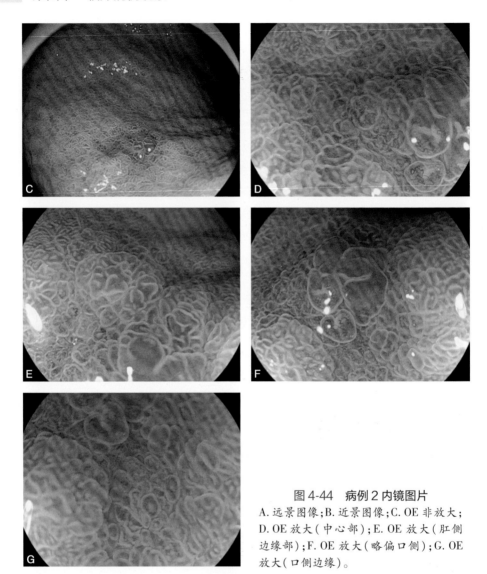

图 4-44 病例 2 内镜图片

A. 远景图像；B. 近景图像；C. OE 非放大；
D. OE 放大（中心部）；E. OE 放大（肛侧
边缘部）；F. OE 放大（略偏口侧）；G. OE
放大（口侧边缘）。

Q1. 只看图 A、B，考虑病变怀疑良性还是恶性？为什么？

Q2. 白光下观察的所见是什么？

Q3. OE 放大所见是什么？

Q4. 治疗方针是什么？

A1

小 鲁：胃的糜烂，多发性的以良性居多，单发性的怀疑恶性，之前都学过啊！

李老师：确实如此。在胃内见到如此一个单发的发红的不规则浅表凹陷病变，确实感觉可能会有问题。但是，不能轻易使用"糜烂"这个表现形式。发红和糜烂容易混淆，糜烂具体指的是黏膜有缺损，但是深度不超过黏膜肌层，糜烂与发红还是有区别的。

A2

小 鲁：首先，背景黏膜的表现对胃内病变的判断非常重要。这个病例在胃体上部大弯后壁，萎缩黏膜背景下发现的 8mm 左右不规则的凹陷面。中心部的发红较明显，是活检导致的再生上皮吗？

李老师：癌活检后的再生上皮被称作恶性再生性上皮征（malignant regenerative mucosal pattern，MRMP），明显发红是其特征。

A3

小 鲁：病变的边界线是白色箭头所画区域（图 4-45），而此处凹陷病变内的 MS、MV 都是不规则的。特别是图 4-45B，环状的血管围绕着白区，也就是 loop pattern 结构。

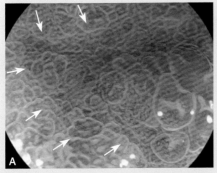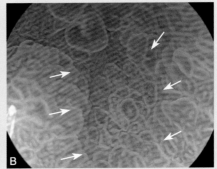

图 4-45 病例 2 经 OE 放大后病变的边界线
A. 中心部；B. 口侧边缘。

李老师：有腺体结构，但腺体和血管结构不规则，因此怀疑病变为高分化型早癌。

A4

小　鲁：此处病变考虑为高分化胃早癌,符合 ESD 治疗的适应证。进行
　　　　ESD 时,使用放大内镜进行标记更好。

李老师：尤其是伸展开的地方要特别注意!

病理：tub1,0-Ⅱc 型,11mm×8mm,浸润深度 M,UL(−),ly(−),v(−),
HM0,VM0(图 4-46)。

判定：治愈性切除。

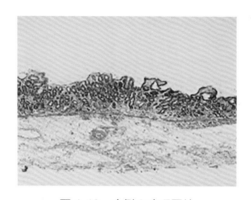

图 4-46　病例 2 病理图片

病例 3　70 岁,男性(图 4-47)。

提示：不漏掉自发出血是发现早期胃癌的秘诀。

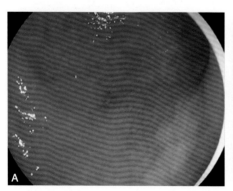
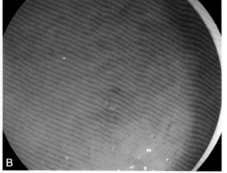

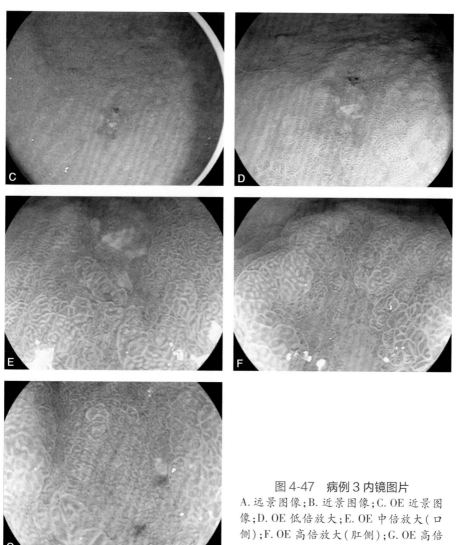

图 4-47 病例 3 内镜图片

A. 远景图像；B. 近景图像；C. OE 近景图像；D. OE 低倍放大；E. OE 中倍放大（口侧）；F. OE 高倍放大（肛侧）；G. OE 高倍放大（口侧）。

Q1. 白光下非放大的诊断是什么？

Q2. OE 放大所见是什么？

Q3. 请列举出白光下观察考虑早期胃癌的所见。

A1

小　鲁：首先，白光下观察的所见。胃角部大弯部位背景为萎缩黏膜12mm 大小的 0-Ⅱc 平坦凹陷型病变。病变的颜色发红，肛侧可见自发出血。虽然想说是"糜烂"病灶，但从之前的病例学习之后，尽量减少这种表达方式。黏膜面缺损，周围没有相似的发红状病变，从自发出血的特征看的话，还是应该考虑早期胃癌吧。

李老师：图像分析得有板有眼起来了。深度怎么样呢？这里只有吸气后照片（图 4-48），请一定要养成拍摄充气和吸气后照片的习惯。这个病变没有厚度及硬化，没有 SMT 状隆起，也没有皱襞融合所见等怀疑 SM 癌的特征，所以考虑为黏膜内癌。

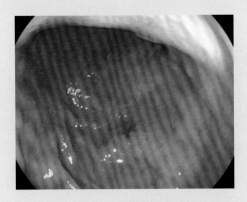

图 4-48　病例 3 吸气后照片

A2

小　鲁：中倍放大的话，也能看到十分清晰的 DL。表面结构的细小化，小型腺管密集增生，腺管的大小不同，是不规则的微表面结构。微小血管是伴有扩张的网状结构，也就是传说中的 complete mesh pattern。OE 放大所见的话，能诊断为典型的高分化腺癌。

李老师：这个病变内的腺管结构及微小血管并不一致。在胃癌的放大观察时，会出现各种各样放大所见混合存在的情况，请牢记。

A3

> **小　鲁:**发现早期胃癌之后,特征性的所见啊,我好像也说不清楚……还请老师指教!
>
> **李老师:**注意一下白光下早期胃癌的特征性表现。例如:①颜色的变化(发红状或褪色征);②黏膜表面的变化(区域消失等);③不规则的形态变化(棘状突出等);④血管透视征消失;⑤自然出血;⑥左右不对称及弧的变形等。这个病例的话,能看到①②③⑤等,可以说是发现早期胃癌当中,所见十分完整的病例了。
>
> **小　鲁:**这些都是从明天开始检查时立刻就能用得上的知识呢。感觉今后也能发现很多早期胃癌。

　　病理:tub1,0-Ⅱc 型,10mm×8mm,浸润深度 M,UL(－),Ly0,V0,pHM0,pVM0(图 4-49)。

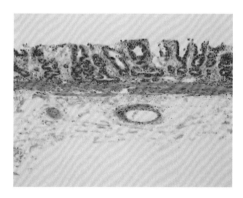

图 4-49　病例 3 病理图片

病例 4　55 岁,男性(图 4-50)。

提示:注意过度注气可能会让病变不易发现。

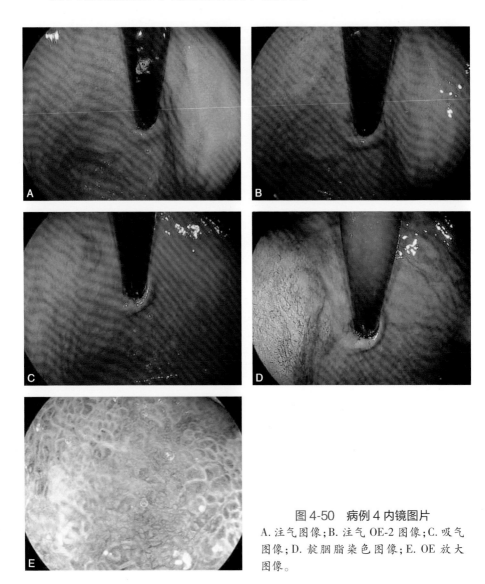

图 4-50　病例 4 内镜图片
A.注气图像;B.注气 OE-2 图像;C.吸气图像;D.靛胭脂染色图像;E. OE 放大图像。

Q1. 只看图 A、B,是否容易发现病变?

Q2. 该病变的形态和分化程度如何?

Q3. 最合适的处理策略是什么?

A1

小　鲁：感觉在图 A 并没有发现特别的黏膜改变。经过图 B 的 OE-2 强化，仅可以看到局部血管纹理模糊。

李老师：是的，这个病例提示我们在观察时要控制气量，观察过程中首先我们要注意充分注气，使胃的黏膜皱襞充分舒展；但发现可疑病灶后，要通过控制充气量和镜身位置，从不同角度和距离进一步仔细观察病灶，很多表浅病变注气后反而不容易被发现。

A2

小　鲁：该病灶呈 0-Ⅱa 型改变，表面略发黄，推测是分化型肿瘤，很可能是腺瘤？

李老师：嗯，是的，未使用放大内镜观察的情况下，边界清晰，放大内镜下 MS 和 MV 都出现不规则，MV 局部可见网格样结构，提示为分化型肿瘤。

A3

小　鲁：那就可以尝试 ESD 治疗了？

李老师：是的，补充一点，吸气、充气改变时延展性好，考虑病变位于黏膜层可能性大。

病理：高级别上皮内瘤变，局灶呈黏膜内癌改变。

病例5　70岁,男性(图4-51)。

提示:看到 mesh pattern 可以考虑高分化腺癌。

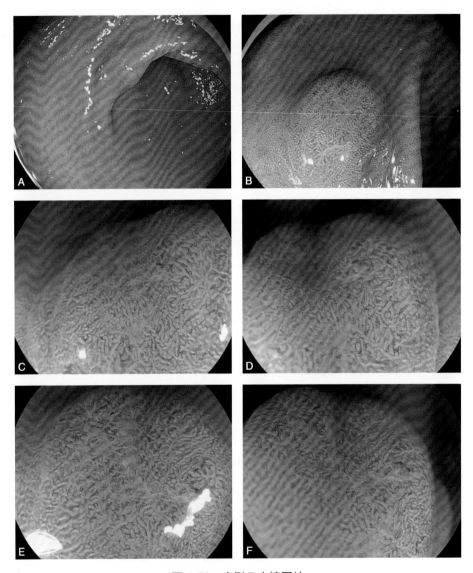

图4-51　病例5内镜图片

A.远景图像(白光下);B.近景图像(OE);C.OE 低倍放大;D.OE 低倍放大(略偏大弯侧);E.OE 中倍放大(中心部);F.OE 中倍放大(中心部至略偏大弯侧)。

Q1. 白光下非放大的诊断是什么?

Q2. OE 放大所见是什么? 分化程度是怎么考虑的?

A1

小　鲁：这个病例是萎缩黏膜为背景的胃窦部前壁10mm大小的淡红色平坦隆起型病变。远景的白光下，无法判断是良性还是肿瘤性质，但看OE非放大的话，可以看到边界明显的茶褐色区域，所以首先考虑肿瘤性。

李老师：是的。OE非放大来看，能看出病变的大致全体像。病变本身存在厚度吗？

小　鲁：病变位于胃窦部的皱襞上，感觉有点厚度，但是肿瘤本身没有感觉到紧满感及硬度，所以我觉得这个厚度应该不是肿瘤导致的。包含伴有稍微发红这一点，需要怀疑为癌。

A2

小　鲁：能看到明确的DL。

李老师：首先，确定DL时的重点是，要从背景黏膜侧开始寻找。

小　鲁：是，黏膜构造的"不规则"判定也是"与周围黏膜相比如何"（图4-52），这点很重要。中心部的MS略显紧密，我认为可以考虑为不规则表现。

李老师：MV pattern是什么样的呢？

小　鲁：血管是跨过white zone的网状，应该mesh pattern，所以我认为是提示高分化腺癌的所见（图4-53）。浸润度从白光下判断考虑为黏膜内癌。

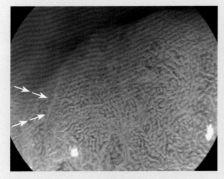

图4-52　黏膜构造不规则

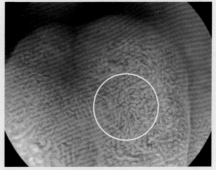

图4-53　高分化腺癌

病理:tub1,0-Ⅱa 型,10mm×9mm,浸润深度 M,UL(-),ly(-),v(-),HM0,VM0(图 4-54)。

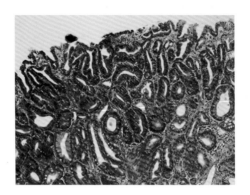

图 4-54　病例 5 病理图片

病例 6　60 岁,男性(图 4-55)。

提示:注意 complete mesh pattern 与 irregular mesh pattern。

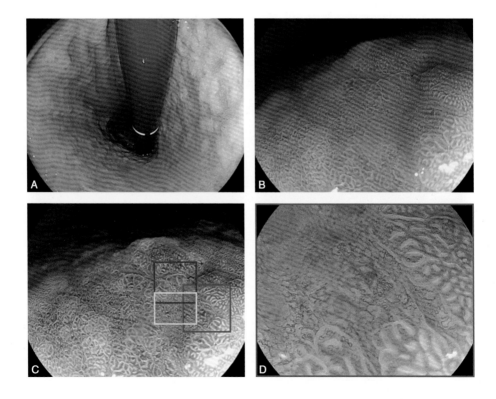

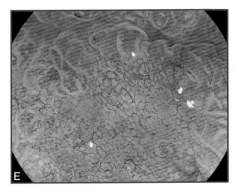
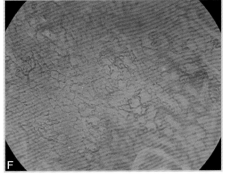

图 4-55　病例 6 内镜图片

A. 远景图像（白光下）；B. 近景图像（白光下）；C. OE 非放大；D. OE 低倍放大（蓝色方框）；E. OE 中倍放大（红色方框）；F. OE 高倍放大（黄色方框）。

Q1. 白光下非放大的诊断是什么？

Q2. OE 放大所见是什么？分化程度是怎么考虑的？

A1

小　鲁：萎缩黏膜背景下，胃体下部小弯后壁 10mm 大小的稍微发红的不规则凹陷型病变。周围多发肠上皮化生，有凹凸不平，病变的发现及范围难以判定。

李老师：发现这样轻度发红的病变，使用 OE-2 会更加有效。红色的部分变得更加红，对比度增加后更易发现（图 4-56）。

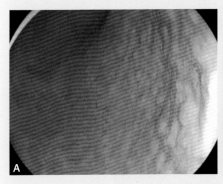
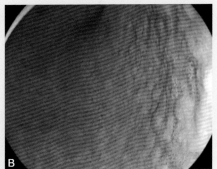

图 4-56　病例 6 在白光（A）与 OE-2（B）下对比

A2

小　鲁：OE 的非放大病变呈浅茶色。图 4-55 中，图 D 能看到边缘，仔细看的话，边缘有 WGA（white globe appearance），成为 DL 的提示。图 E 来看，MS 不是很清楚，所以想归为 absent。MV 呈 mesh pattern。图 F 是图 E 下侧的高倍放大，但是看不到什么新的情报……

李老师：再仔细看看！OE 最大放大倍率为 128 倍，所以仔细观察血管时非常有效。你刚才说是 mesh pattern，再仔细追着血管走下去，呈断断续续的状态吧。这被称为 irregular mesh pattern，多见于中分化癌（图 4-57）。理解到这里的话，病变主要为高分化，但是其中有可能混有一部分中分化，这就完美了。

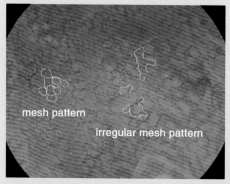

图 4-57　mesh pattern 与 irregular mesh pattern

ESD 病理：tub1>tub2，0-Ⅱc 型，8mm×6mm，浸润深度 M，UL（−），ly（−），v（−），HM0，VM0（图 4-58）。

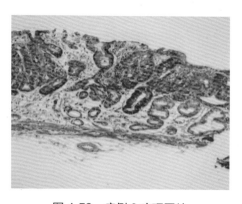

图 4-58　病例 6 病理图片

病例 7　60 岁,女性(图 4-59)。

提示:corkscrew pattern 是未分化癌的指标。

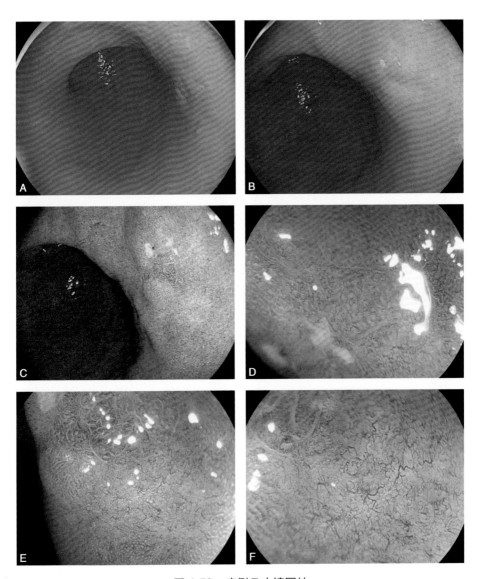

图 4-59　病例 7 内镜图片

A.远景图像(白光下);B.近景图像(白光下);C.OE 非放大;D.OE 低倍放大(后壁边缘);E.OE 低倍放大(中心部);F.OE 高倍放大(中心部)。

Q1. 白光下非放大的诊断是什么?

Q2. OE 放大所见是什么?

A1

小　鲁：以萎缩黏膜为背景，胃体下部后壁有 12mm 大小的褪色征的不规
　　　　则凹陷型病变。中心部一部分发红是受活检后的影响吧？只是
　　　　白光下的话，病变的边界有些不清楚。

李老师：说其是呈褪色征平坦的病变，会不会好些？

小　鲁：首先是未分化癌，之后鉴别，是 MALT 淋巴瘤吧？

李老师：是的。MALT 淋巴瘤多发，呈现各种各样的内镜图像，但褪色征平
　　　　坦病变的话，是不得不进行鉴别的病变。

A2

小　鲁：OE 低倍放大的话，与周围对比，稍微有些褪色，变为浅茶色。图
　　　　D 能看到边缘，捕捉到 DL 呈高低不平（图 4-60）。中心部 MS
　　　　pattern 消失，所以为 absent 表现。MV pattern 形状不均一且口径
　　　　不一，考虑为 corkscrew pattern，所以认为是未分化癌的特征（图
　　　　4-61）。

李老师：corkscrew pattern 是观察到"观察不到 white zone 的绉绸状血管"。
　　　　仔细看的话，是渐渐变细的，就这样消失了的感觉。另外，未分化
　　　　癌的范围诊断只是用内镜图像看的话比较困难，所以实施 ESD
　　　　时，要做 5mm 程度的安全范围标记。

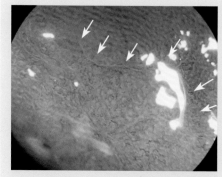

图 4-60　OE 低倍放大后 DL 呈高低不平

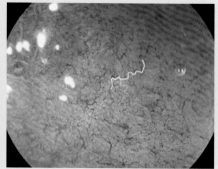

图 4-61　corkscrew pattern

　　ESD 病理：por>>sig>tub2，0-Ⅱc 型，13mm×10mm，浸润深度 M，UL（-），
ly（-），v（-），HM0，VM0（图 4-62）。

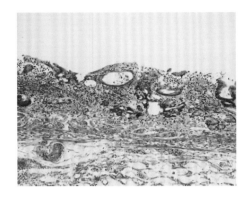

图 4-62　病例 7 病理图片

病例 8　50 岁,男性(图 4-63)。

提示:注意褪色征领域的未分化型癌。

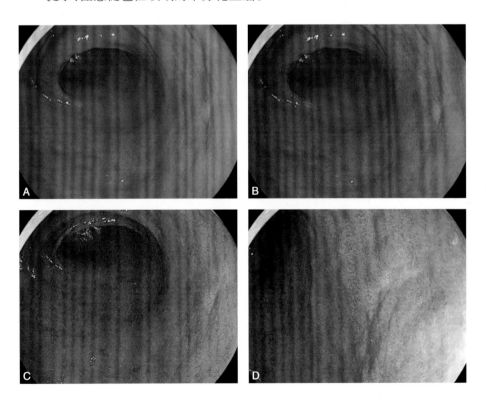

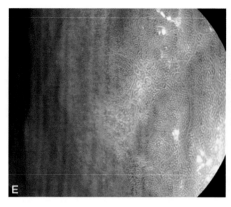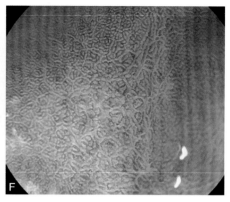

图 4-63   病例 8 内镜图片

A.远景图像(白光下);B.远景图像(OE-2);C.远景图像(OE-1);D.近景图像(OE-1);
E.OE 低倍放大;F.OE 放大。

Q1. 白光下观察所见是什么?

Q2. OE 放大所见、内镜下诊断是什么?

Q3. 选择哪种治疗方式?

A1

> **小　鲁**:病变部位在胃体下部后壁,大小为 8mm,是褪色征的 0-Ⅱc 型病变
> 　　　　(平坦四陷型病变)。背景黏膜是萎缩黏膜。没有皱襞集中、肿大
> 　　　　及台状上举、黏膜下肿瘤状隆起等所见。只看白光下所见的话,
> 　　　　感觉难以鉴别其良恶性。作为鉴别诊断,考虑为胃溃疡瘢痕、未
> 　　　　分化型癌、淋巴瘤等。
>
> **李老师**:对的。白光下的话,病变的诊断很难,只有一点点四陷的褪色征
> 　　　　领域。这个时候,使用 OE-2 增强颜色的对比度,会变得更加明
> 　　　　了,同时使用 Twin 模式效果更好(图 4-64)。
>
>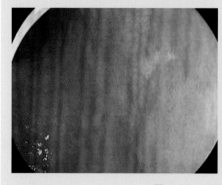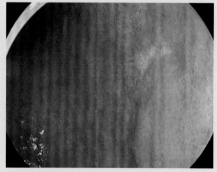
>
> 图 4-64   OE-2+Twin 模式

A2

小　鲁:非放大和低倍放大的话,通过颜色的差异预想病变范围,使用 OE 放大 DL 也很明了。微小血管看不到粗细不一,但有明显曲线化的蛇形血管,部分形成 corkscrew pattern(图 4-65)。表面微小结构在病变中心部消失,irregular MS pattern。综合褪色征、凹陷型、corkscrew pattern 这些特征,诊断为早期胃癌,分化度的话考虑为未分化型癌。

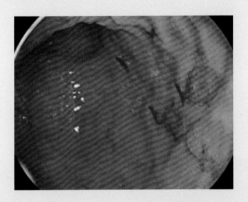

图 4-65　corkscrew pattern

李老师:这个病变的话,可以看到"正常黏膜"→"病变边缘部"→"病变中心部"的腺窝边缘上皮逐渐消失。这种情况"看似幽灵消失一般",被称为 ghost-like disappearance 的未分化型癌的一个特征。未分化型癌的话,癌会向腺颈部发展,表面的非肿瘤腺管会一点一点崩坏。

A3

小　鲁:未分化型癌,2cm 以下,没有明显的怀疑 SM 癌及 UL 存在的所见,所以治疗的第一选择是 ESD。

李老师:对。内镜下切除更好些。但是,未分化型癌的话,看上去是正常黏膜的部分也有可能腺颈部有癌,所以术前的阴性活检是必须要做的。

　　病理:sig,0-Ⅱc 型,9mm×7mm,浸润深度 M,UL0,Ly0,V0,HM0,VM0(图 4-66)。

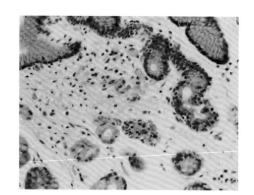

图 4-66　病例 8 病理图片

病例 9　80 岁,男性(图 4-67)。

提示:WGA 对于范围诊断也十分有用。

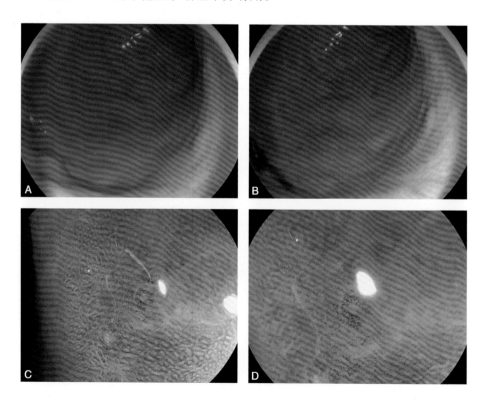

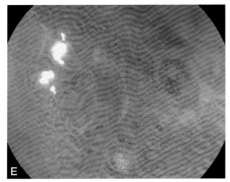 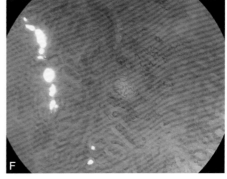

图 4-67　病例 9 内镜图片

A. 远景图像（白光下）；B. 远景图像（靛胭脂喷洒图像）；C. OE 低倍放大；D. OE 中倍放大（中心部）；E. OE 中倍放大（边缘）；F. OE 高倍放大（大弯侧边缘）。

Q1. 白光下、非放大的诊断是什么？

Q2. OE 放大所见是什么？

Q3. OE 看到的白色物质是什么？ 另外其特征是什么？

A1

> **小　鲁**：这个病例是除菌后，以萎缩黏膜为背景，胃体下部后壁 5mm 大小的发红状凹陷型病变吧……发现病变本身非常困难，所以到底是不是肿瘤性病变，白光下似乎还不清楚。
>
> **李老师**：首先，能够发现"只有这个部分发红"这一点是关键。一般的话，5mm 以下的病变称为微小胃癌。微小胃癌和糜烂的鉴别使用放大内镜非常有效。

A2

> **小　鲁**：OE 的低倍放大来看，边缘出现蚕食征，DL 能够画全周。MS 的话，稍微有些没有对上焦，外加上面覆盖浸出液，所以是 irregular 还是 absent，有些迷茫。但仔细看的话，我认为应该是 irregular。分化度的话，我认为以高分化为主。MV 是蛇形和口径不一的强 irregular 类型。

A3

小　鲁:看不到边缘的白色球状物体是"white globe appearance"吧。我记得有这个的话,应该是癌。另外,我感觉,这个WGA一直出现在病变的边沿。

李老师:实际上胃炎也会有,所以要结合包含DL有无的诊断体系去考虑。组织学上分析的话,对应的是,内部是嗜酸性坏死物质积存导致的明显扩张的腺管(intraglandular necrotic debris,IND)。内镜下有以下特点:①多存在于DL附近,对范围诊断有效;②多发;③不存在于纯未分化癌;④大小平均为0.3mm。这几点十分有用,要牢牢记住(图4-68)。

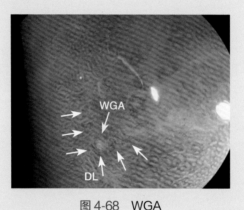

图4-68　WGA

　　病理:tub1,0-Ⅱc型,3mm×3mm,浸润深度M,UL(-),ly(-),v(-),HM0,VM0(图4-69)。

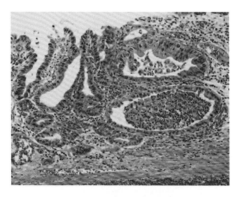

图4-69　病例9病理图片

病例10 80岁,女性(图4-70)。

提示:观察时注意除菌后的变化。

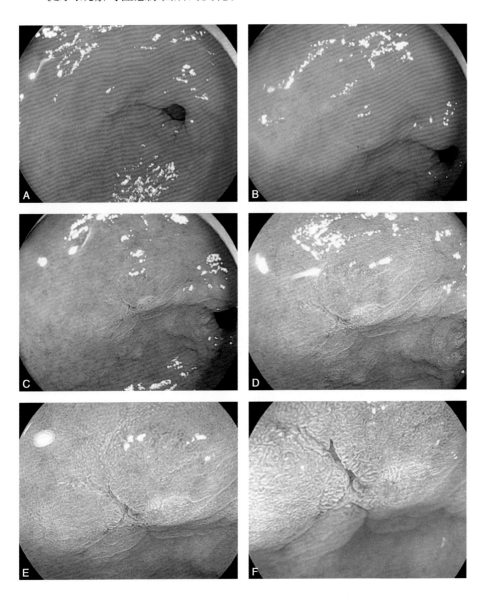

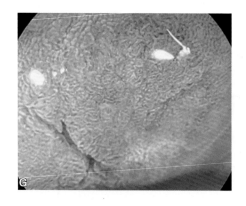

图 4-70　病例 10 内镜图片
A. 远景图像；B. 近景图像；C. OE 非放大；D. OE 低倍放大；E. OE 中倍放大；F. OE 放大（口侧）；G. OE 放大（肛侧）。

Q1. 白光下观察所见是什么？
Q2. OE 放大所见是什么？
Q3. 其他从内镜图像读出的背景、特征是什么？

A1

> **小　鲁**：首先是白光下。幽门前部靠近小弯前壁的发红，伴有略微凹陷的 10mm 0-Ⅱc 型病变。中心部有瘢痕，伴有周围少许牵拉，整体较软。此时很难判别其良恶性，但与周围黏膜相比有明显的发红，所以我认为还是有存在癌的可能性。
>
> **李老师**：说了一个很好的分析。这是一个在白光下很难辨识的病变，明显发红是其特征。这之后通过 OE 看的话，病变部有轻微的茶褐色表现，使病变特别容易辨识。伴有牵拉的瘢痕怀疑为活检所致。

A2

> **小　鲁**：中倍放大的内镜图像可见明了的 DL（图 4-71）。表面细微结构呈现大小不同和形状不均一，MS 为 irregular pattern。微小血管难以辨识，肛侧可见一部分伴有扩张、蛇形的血管，所以 MV 也是 irregular pattern。加上 OE 放大所见的话，果然诊断为早期胃癌会好些。腺管及血管的不规则为轻度，预想为异型的轻度高分化型腺癌。
>
> **李老师**：是的。除此之外，在窝间部能看到些许白色沉着物吗？这应该是所谓的黏膜表层的 WOS（white opaque substance）。WOS 的所见看起来也是不均一的形态和不规则的排列，是提示癌的一种所见。

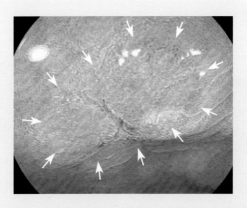

图 4-71 中倍放大的内镜图像可见明了的 DL（箭头）

A3

小　鲁：病变的背景啊……嗯……有些模糊的提问不好回答啊……

李老师：那么，稍微改一下问题吧。背景黏膜有萎缩吗？

小　鲁：啊，这个病例是除菌后！尽管胃黏膜看起来整体萎缩，但黏液有光泽，看起来很干净。除菌后胃癌的话，易出现平坦型、凹陷型的形状变化，表层部伴有非肿瘤性上皮覆盖，病变的存在诊断和性质诊断变得困难。我感觉，这样的病例通过白光下观察确实不容易发现。

李老师：这些照片能解读到这种程度就很好了。

病理：tub1，0-Ⅱc 型，9mm×5mm，浸润深度 M，UL（-），Ly0，V0，pHM0，pVM0（图 4-72）。

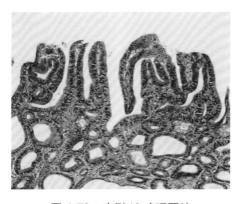

图 4-72 病例 10 病理图片

病例 11 50 岁，女性（图 4-73）。

提示：除菌后胃癌，注意发红、平坦凹陷、小的病变。

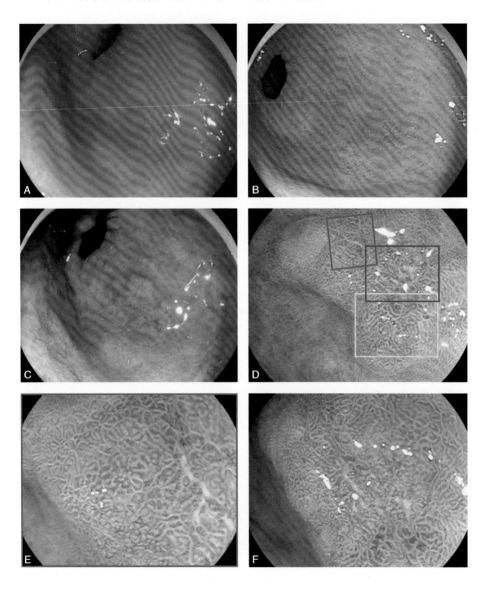

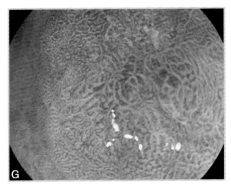
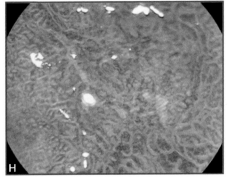

图 4-73 病例 11 内镜图片

A. 远景图像（白光下）; B. 远景图像（OE-2）; C. 色素内镜图像; D. OE 低倍放大;
E. OE 低倍放大（蓝色方框）; F. OE 低倍放大（中心部）; G. OE 低倍放大（黄色方框）; H. OE 中倍放大（红色方框）。

Q1. 白光下非放大的诊断是什么？除菌后胃炎的观察注意点是什么？

Q2. OE 放大所见是什么？

A1

小　鲁: 背景是除菌后的萎缩黏膜。白光下病变的发现困难,但是 OE-2 下能清晰辨识出胃窦部大弯、8mm 的发红凹陷型病变。在非放大的情况下,无法判定是除菌后导致的地图状发红还是癌。

李老师: 除菌后的胃窦部以胃角附近为中心,多发性发红征糜烂（地图状发红）发生时,如何与癌进行区别十分重要。尤其是发红较强的病变,更有必要注意观察。那么,除菌后胃癌观察的注意点有哪些?

小　鲁: 首先,范围诊断很难。说实话,与胃炎的黏膜进行鉴别很难,我没有把握。

李老师: 是呢,除菌导致的再生上皮会覆盖原本肿瘤的部分,进而导致癌的诊断变得困难。虽然有各种各样的论文,但覆盖率为 5% ~ 10%。除菌后胃癌的注意点有这几个,包括发红征、平坦凹陷型、尺寸小,请务必记住!另外,除菌会导致病变的范围难以鉴别,若患者有内镜治疗计划的话,在治疗前最好不要进行除菌治疗。

A2

小　鲁:从图 E、H 来看,DL 的话,与白光下稍微发红的部位相比,外侧淡
　　　淡的 brownish area 更易观察。MS 是 irregular,但腺管相对保持完
　　　好,要是癌的话,考虑为高分化癌。另外,图 H 的 MS pattern 不明
　　　了,MV pattern 看起来为 irregular mesh pattern,与图 E、G 相比,腺
　　　管结构可能保持的更差(图 4-74)。

李老师:除菌后胃癌放大后,看起来是胃炎状时,多数难以诊断,所以首先
　　　用低倍放大-中倍放大对整体进行观察是要点。

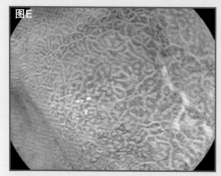
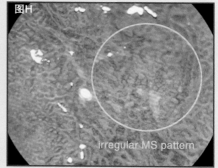

图 4-74　图 4-71 中图 E、H 比较

ESD 病理:tub1>tub2,0-Ⅱc 型,8mm×6mm,浸润深度 M,UL(-),ly(-),
v(-),HM0,VM0(图 4-75)。

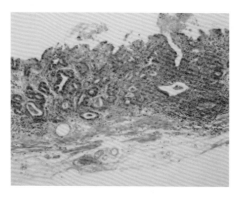

图 4-75　病例 11 病理图片

病例 12 54 岁,男性,胃 ESD 术后复查(图 4-76)。

提示:注意微小癌的内镜表现。

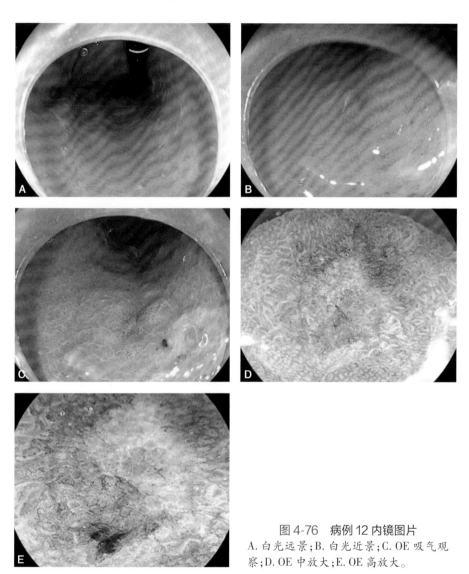

图 4-76 病例 12 内镜图片
A. 白光远景;B. 白光近景;C. OE 吸气观
察;D. OE 中放大;E. OE 高放大。

Q1. 图 A 中内镜有无可疑病变? 位置在哪里?

Q2. 结合图 B、C,初步判断是什么?

Q3. OE 放大所见判断是什么? 考虑使用什么样的治疗策略?

A1

> 小　鲁：似乎并没有明显的病变……
> 李老师：请注意小弯侧 4 点钟位置有一处很小的黏膜凹陷。

A2

> 小　鲁：看到了，近距离观察可见病变上附有薄白苔，真的不容易发现啊，小糜烂？
> 李老师：通过 OE 观察病变更加清晰，是萎缩背景上的 0-Ⅱc 型病变，再看看放大吧。

A3

> 小　鲁：感觉放大观察后更明确了，病变有分界线，内部小凹缺失，微血管紊乱，我的判断是早期癌，可以做 ESD。
> 李老师：是的，不过这一例病变的术后病理有点出乎意料，也说明放大内镜对浸润深度的判断还具有一定局限性。

术后病理：SM2。

病例 13　64 岁，女性，胃窦 ESD 术后复查（图 4-77）。

提示：ESD 术后随访的患者应注意异时性癌的出现。

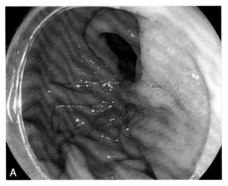
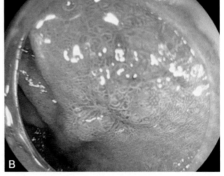

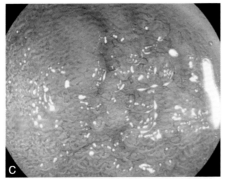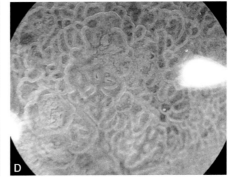

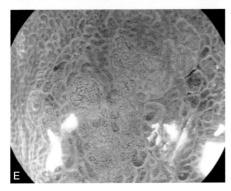

图 4-77　病例 13 内镜图片

A. 白光远景; B. OE 近景; C. OE 低倍放大; D. OE 高倍放大; E. OE 高倍放大。

Q1. 图 A 中内镜有无可疑病变?

Q2. 结合图 B、C,初步判断是什么?

Q3. OE 放大所见判断是什么? 考虑使用什么样的治疗策略?

A1

小　鲁:胃窦大弯侧可见 ESD 术后瘢痕,同时胃窦后壁 2 点钟方向可见一处黏膜凹陷。

李老师:是的,病变不大,细节就需要借助放大内镜了。

A2

小　鲁:OE 低倍放大观察可见病灶周围黏膜表面粗糙,呈颗粒样,局部小凹显示不清,但可以看到边界线,应该考虑癌。

李老师:分析得不错,能初步判断一下分化类型吗?

A3

小 鲁:说不好,还请李老师指教。

李老师:一般而言,判断肿瘤的分化程度需要结合病变区域的 MS 和 MV
　　　特点,如果是绒毛型(幽门腺型)MS,绒毛融合现象越多,MV 异型
　　　性越高,分化程度越低。注意高倍放大下该病例出现明显的腺体
　　　间融合,图 C 中 MV 异型性较高,累及螺旋样血管表现,提示病变
　　　为分化程度低(图 4-78)。

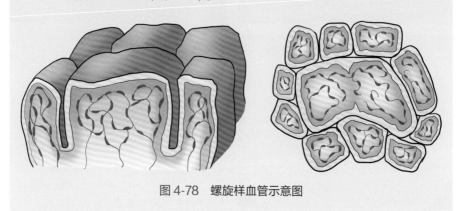

图 4-78   螺旋样血管示意图

病例 14   67 岁,男性(图 4-79)。

提示:消化性溃疡并不简单。

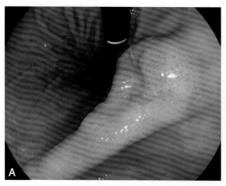
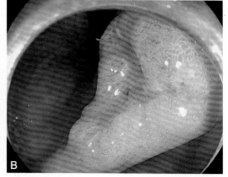

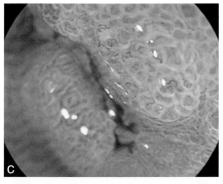
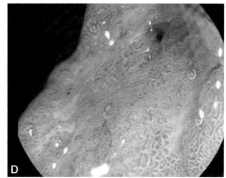
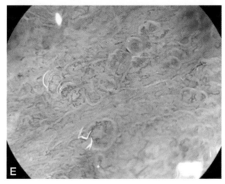

图 4-79 病例 14 内镜图片
A. 远景图像；B. 近景图像；C. OE 非放大；
D. OE 低倍放大；E. OE 高倍放大。

Q1. 只看图 A、B,觉得病变是良性还是恶性? 为什么?

Q2. 该病变的血管形态如何?

Q3. 该病变的分化程度如何? 浸润深度如何?

Q4. 该病变最合适哪种处理策略?

A1

小　鲁:首先,这是胃角的一处溃疡型病变,底部尚干净,但周围黏膜堤样隆起,有外生性生长趋势,不符合一般的良性消化性溃疡表现,考虑为癌性溃疡。

李老师:是的,这严格意义上来说是一处Ⅱa+Ⅱc型病变。普通的消化性溃疡一般底部平坦,覆薄白苔,周围黏膜隆起规则,这处溃疡肯定不普通。

A2

> 小　鲁：该病灶边缘血管扭曲、扩张，可见病变边界。
>
> 李老师：是的，未使用放大内镜观察的情况下，微血管显示欠清晰，但图D、E中OE内镜下微血管明显扭曲、扩张，并且小凹形态欠规则，溃疡底部小凹结构消失。

A3

> 小　鲁：我考虑分化型早期胃癌可能性大，不知道对不对。
>
> 李老师：嗯，是的，补充一点，该病变为Ⅱa+Ⅱc型病变，吸气、充气改变时延展不良，考虑有侵犯黏膜下深层可能。

A4

> 小　鲁：感觉病变不是太晚期，能否尝试ESD治疗？
>
> 李老师：可以，虽然病灶有溃疡，但病灶<3cm，可以尝试ESD治疗，术前强化CT评估周围淋巴结情况，根据术后病理决定是否追加外科手术。

病理：（胃角）高级别上皮内瘤变，局灶呈黏膜内癌改变。

病例15　60岁，男性（图4-80）。

提示：不要被活检病理诊断欺骗。

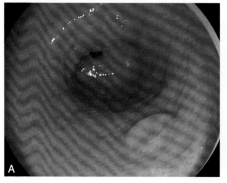
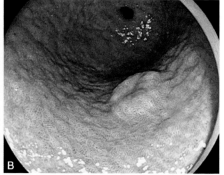

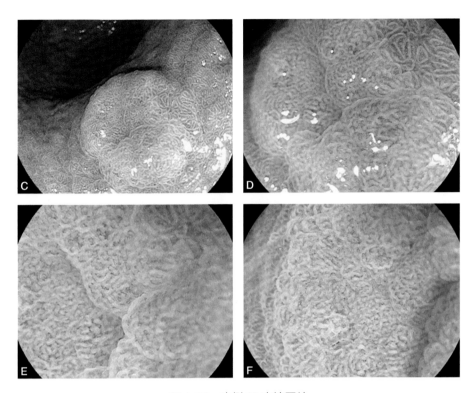

图4-80　病例15内镜图片

A.远景图像(白光下);B.远景图像(OE);C. OE低倍放大;D. OE中倍放大;E. OE高倍放大;F. OE高倍放大。

Q1. 白光下非放大的诊断是什么?

Q2. OE放大所见、内镜下诊断是什么?

A1

李老师:这个病例,之前的医师指出的病变,活检提示胃腺瘤。

小　鲁:老师,这次为什么直接告诉我活检病理诊断结果呢? 胃窦部大弯靠近后壁、白色征的8mm平坦隆起型病变(O-Ⅱa型病变),中心部有活检瘢痕。OE提示病变部茶褐色改变。到此为止的内镜下诊断,考虑为胃腺瘤或早期胃癌。之前您给予的活检病理结果感觉像是陷阱,所以应该是早期胃癌吧。

李老师:不能以我给予的病理结果如此进行推断啊! 非放大观察的话,我也无法鉴别良恶性。不知道的时候,要多看看其他线索,进一步进行解读。

A2

小　鲁:OE 低倍放大的内镜图像能看到明了的 DL。表面微小结构与周围正常腺管相比,有轻度排列不规则、大小不均一,考虑为不规则的腺管结构。微小血管的话,基本上是一样的,扩张的血管,但仔细看的话,一部分越过腺窝边缘上皮,与腺瘤相比更接近癌。MS pattern、MV pattern 都是 irregular,所以诊断为早期胃癌。估计是异型度低的高分化型腺癌。

李老师:嗯,很好。这个病变是白色征的平坦隆起型病变,一眼看上去觉得是腺瘤,正规地使用 OE 放大,都能够正确诊断出是癌。实际上胃的肿瘤性病变的活检病理诊断,经常会碰到与术后病理诊断矛盾的情况。这是胃癌的异质性表现导致的。研究报道,术前诊断为腺瘤的病变中,33.4% 术后病理诊断为癌。为了减少术前病理与术后病理的不一致,活检数量为 2 个会更妥当。

小　鲁:活检是腺瘤也不能直接选择随访观察,有必要积极实施 OE 放大内镜观察。又学了一招!

病理:tub1,0-Ⅱa 型,8mm×6mm,浸润深度 M,UL(−),Ly0,V0,pHM0,pVM0(图 4-81)。

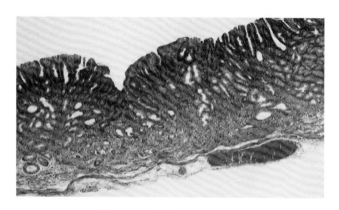

图 4-81　病例 15 病理图片

病例 16　60 岁, 男性(图 4-82)。

提示:狭窄区域的观察可使用水浸没法。

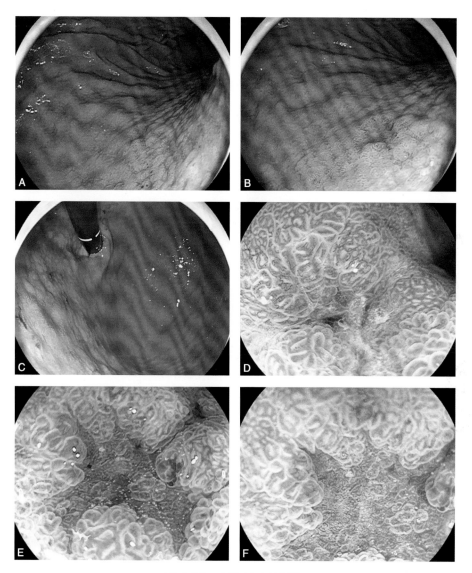

图 4-82　病例 16 内镜图片

A.远景图像(白光下);B.近景图像(白光下);C.远景图像(倒镜);D.OE 中倍放大
(正镜);E.OE 低倍放大(under water)(正镜);F.OE 中倍放大(under water)(正镜)。

Q1. 白光下非放大的诊断是什么?

Q2. OE 放大所见是什么?

A1

小　鲁：这个病例背景为萎缩黏膜，胃体上部前壁 10mm 大小的发红的平坦凹陷型病变。周围多发肠化。颜色为发红征且边界比较明了，所以考虑为上皮性肿瘤，尤其怀疑为癌。

李老师：浸润度如何呢？

小　鲁：正镜看的话，有明显的略凹陷面和边缘隆起；看倒镜时送气图像的话，病变虽有展开，但凹陷面仍在。有可能有一点 SM 癌，但 SM 深部浸润的可能很低。

A2

小　鲁：图 D 来看，观察不到重点关注的凹陷面。凹陷面强行贴近的话会出血，一旦出血，就没法继续观察了。

李老师：这个时候，推荐使用 under water（水浸没法）。如果水里有祛泡剂的话会发白不清楚，所以使用除菌水等透明水。如图 E、F，狭窄的凹陷面也能变得极易观察。另外，还能抑制内镜光源带来的反光。对于容易出血的病变、狭窄的病变观察特别有效。那么，OE 放大的所见怎么样呢？

小　鲁：图 F 更好看，所以从这里解读，DL 明了。还能看到Ⅱc 型病变特有的蚕食征。MS pattern 的话是 irregular，3 点钟方向估计是再生后的上皮。MV pattern 是 mesh pattern，所以是高分化癌，感觉应该是 M 到 SM1 程度的病变，所以用 ESD 切除。

　　病理：tub1，0-Ⅱc，8mm×5mm，depthSM1（20μm），UL（-），ly（-），v（-），HM0，VM0（图 4-83）。

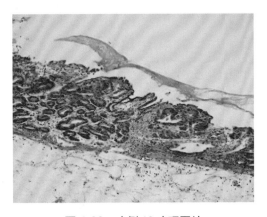

图 4-83　病例 16 病理图片

病例 17 60 岁,男性(图 4-84)。

提示:不可忘记的乳头状癌。

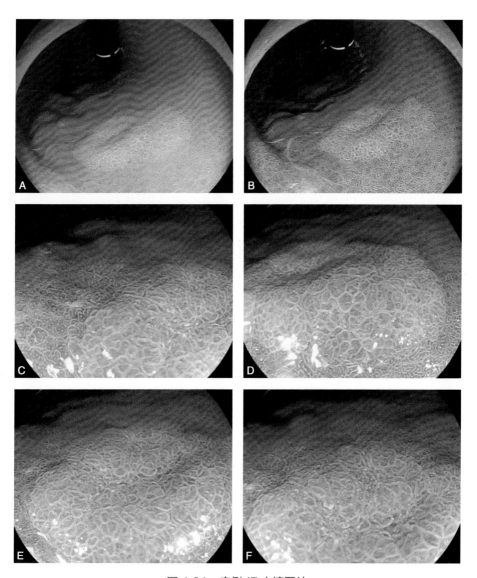

图 4-84 病例 17 内镜图片

A.远景图像(白光下);B.远景图像(OE);C.OE 低倍放大(前壁侧);D.OE 低倍放大(小弯侧);E.OE 低倍放大(中心部);F.OE 中倍放大(中心部)。

Q1. 白光下非放大的诊断是什么?

Q2. OE 放大所见是什么? 在此之上,分化度是怎么考虑的?

A1

小　鲁：这个病例是萎缩黏膜为背景的胃体中部前壁 20mm 大小的褪色征
　　　　平坦隆起型病变。颜色较统一,肿瘤也比较软,所以首先考虑为
　　　　腺瘤吧。

李老师：原来如此。虽然是腺瘤状,但是没有必须考虑为癌的所见吗?

小　鲁：大小在 20mm 以上,增大倾向。有高度的结节,伴有发红,伴有凹
　　　　陷。这些特点的话,感觉都不是积极考虑为癌的所见。

A2

小　鲁：DL 的话,白光内镜下可以看到清晰的边界。低倍放大 MS 呈
　　　　white zone 的网状,大小略微不同。但是,能看到基本上保持构
　　　　造,没有感觉到强烈的 irregular。

李老师：能从放大图像想象出病理图像确实精彩。这个病例,从 MS pattern 比
　　　　较容易想象构造。不知何故,高度也比较规则,能想象出直立着的异
　　　　型腺管。这里直立着的腺管还有一个不能忘的,就是乳头腺癌。这
　　　　个病例,病变的边缘,窝间部(茶色部分)相对较大,但到了中心部,窝
　　　　间部变小,整体变得不规则。尤其是中心部的 white zone,变为漂亮的
　　　　圈状,内部可以看到蛇形的血管。那么,这个 pattern 的名字叫什么?

小　鲁：……

李老师：这被称为 VEC(vessels within epithelial circle,上皮环内血管) pat-
　　　　tern,组织学上多呈现乳头构造。这个病例与典型例相比,圈稍大
　　　　些(图 4-85)。这可是想让各位牢记的内镜所见用语。

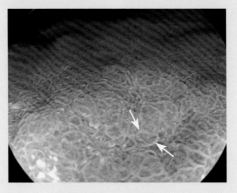

图 4-85　VEC pattern

病理:Pap>tub1,0-Ⅱa 型,21mm×13mm,浸润深度 M,UL(-),ly(-),v(-),HM0,VM0(图4-86)。

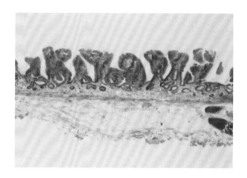

图 4-86　病例 17 病理图片

病例 18　56 岁,男性(图 4-87)。

提示:树枝样血管的意义。

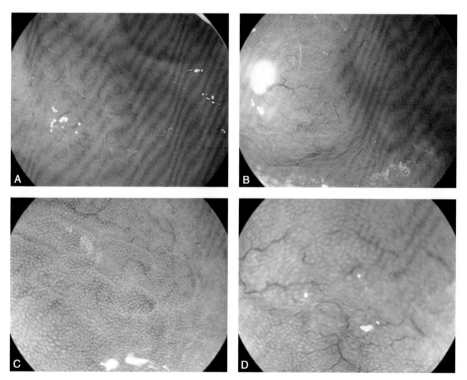

图 4-87　病例 18 内镜图片
A. 白光远景;B. OE 吸气观察;C. OE 高倍放大;D. OE 高倍放大。

Q1. 非放大下观察的判断是什么？

Q2. OE 放大所见有何特点？

A1

> **小　鲁**：胃窦大弯侧前壁看到黏膜隆起，表面基本光滑，伴有扩张的血管，炎症？
>
> **李老师**：注意黏膜表面血管的形态，树枝样血管（tree-like appearance，TLA）是 MALT 淋巴瘤的一个特征性表现。

A2

> **小　鲁**：树枝样血管，这次认识了。
>
> **李老师**：临床中，低分化的胃癌和淋巴瘤常难以鉴别，都容易呈现凹陷的褪色样病变，在放大观察时借助 TLA 有助于鉴别低分化胃癌和 MALT 淋巴瘤。

第三节　结肠-直肠

一、大肠肿瘤的内镜诊断

（一）肿瘤性病变和非肿瘤性病变的鉴别

> **李老师**：终于要开始大肠肿瘤的诊断了。没有准确的诊断，准确的治疗就无从谈起！你知道应该实施治疗的病变具体是怎样的病变吗？
>
> **小　鲁**：病变范围大且病变部位发红的病例。
>
> **李老师**：确实，你说的有一定道理。需要实施治疗的病变是指癌或者有癌变可能性的肿瘤。虽然说的没错，但是只通过内镜的检查可以作出诊断吗？
>
> **小　鲁**：我觉得会比较困难。总之，先通过内镜切除，经显微镜下观察再确定吧。
>
> **李老师**：……我们还是先来系统地了解肿瘤和非肿瘤进行鉴别诊断的顺序吧。

　　在初学者中,对于已经发现的大肠病变自信地作出诊断和治疗的人并不算很多。在本节中,我们首先学习对上皮性病变和非上皮性病变、肿瘤性病变和非肿瘤性病变进行鉴别诊断的方法。

　　鉴别大肠病变时,首先要做的是鉴别病变是属于上皮性病变还是非上皮性病变。在上皮性病变中,无论是肿瘤性病变还是非肿瘤性病变,其病灶的边界都比较明显,呈现出和周围正常黏膜不同的表面构造。而非上皮性病变中,病灶的边界呈现的是边界不明显的无蒂性隆起。

　　接着我们再来评价病变的色调和表面构造,鉴别病变属于肿瘤性病变还是非肿瘤性病变。一般的肿瘤性病变多呈现发红的色调且表面凹凸不平,与之相对的,非肿瘤性病变则以白色调且表面平整居多。在大肠的肿瘤性病变中,确诊频度最高的是腺瘤,在病理学上又细分为管状腺瘤、绒毛腺瘤和绒毛管状腺瘤三类。与管状腺瘤相比,绒毛腺瘤的发红更加明显,呈现多叶片状构造,且混有癌变成分的概率也更高。另外,非肿瘤性病变中诊断频度最高的是增生型息肉。在内镜中,呈现低矮的白色调且表面平滑的平坦隆起病变。虽然通过一般观察可以作出一定程度的区分,但是为了能够作出准确的诊断,还需要进行下文叙述的放大观察。

　　管状腺瘤(图 4-88A):5mm 边界明确的无蒂性病变。与周围的黏膜相比,稍微呈现发红的色调,表面伴随轻微的凹凸不平。这是腺瘤中发现频度最高的病变。

　　绒毛状腺瘤(图 4-88B):10mm 边界明显的亚有蒂性病变,呈现发红的色

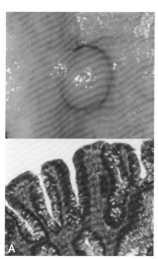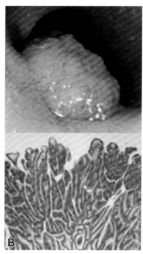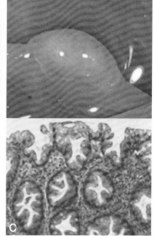

图 4-88　腺瘤的分类
A. 管状腺瘤;B. 绒毛状腺瘤;C. 增生性息肉。

调且可以观察到乳头状的凹凸不平,还伴有黏液附着。绒毛构造占80%。虽然发生频度较低,但病理组织学潜在恶性的趋向高。

增生性息肉(图4-88C):5mm白色调且表面平滑的平坦状隆起病变。原则上不会发生癌变。多发病于左侧结肠(乙状结肠至直肠部分),且多发。

(二)癌、非癌的区分

小 鲁: 我对大肠肿瘤的诊断开始有了一些自信。这个病变(图4-89)的病灶边界明确,色调发红,很明显就是肿瘤性病变。用息肉切除法进行切除吧。

李老师: 好的,就这么办。不过我要问你的是,这处病变是腺瘤还是癌肿呢?

小 鲁: ……我不知道。应该是癌肿吧?

李老师: 你的根据是什么?

小 鲁: 对不起。我只是这么觉得。

李老师: 凭感觉进行诊断无法提升你的经验值哦。先不论结果是什么,如何进行诊断才是最为重要的。那么,下一步就让我们来学习有根据的大肠癌诊断方法吧。

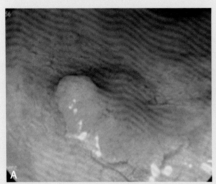 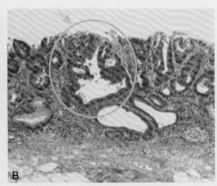

图4-89 腺瘤内癌
A.内镜图片;B.病理图片。

学习要点

➤ 掌握影像分析的窍门。

➤ 了解肿瘤肉眼分型。

那么,我们和实习医师一起学习影像分析做法吧。所谓影像分析的做法,重点是要定下诊断常规。在诊断时,按照顺序对必要的项目进行评价。这一点在诊断其他脏器的病变时也一样。在大圃组中,按照以下顺序实施影像分析。

在科会上教育进修医师必须按照顺序诊断:①在哪里(位置)?②多大(大小)?③什么颜色(色调)?④什么形状(形态)?⑤有什么?

听起来很简单吧。下面我们一项一项地追加具体解释:

1. **病变的位置** 非常重要。例如,在乙状结肠至直肠的区段发生增生性息肉的情况较多,如果能够事先记住这类病变的特征,则有助于提高诊断的精度。

2. **肿瘤的大小** 对于癌的诊断来说,是一个相当重要的信息。极端地说,体量大的肿瘤更多是癌。据统计,10mm 以下的肿瘤癌变率为 6.3%,11~19mm 的肿瘤癌变率为 34.7%,20mm 以上的肿瘤癌变率为 50.9%(表 4-1)。

表 4-1 患癌率和病变直径

病变直径/mm	≤5	6~10	11~19	≥20	总计
隆起型	1.7%	11.5%	32.2%	53.0%	11.3%
平坦型	3.1%	14.2%	33.7%	41.7%	16.8%
凹陷型	16.7%	63.2%	89.7%	87.0%	56.8%
总计	2.1%	13.1%	34.7%	50.9%	13.4%

3. **色调** 也是区分肿瘤与非肿瘤的一个重要的信息。由于癌部位的细胞密度大,所以有呈现出偏红色调的倾向,这在区分癌和腺瘤时是一个很重要的参考信息。

4. **形态** 作为诊断肿瘤性质的基本方法,进行肉眼下的形态辨别也是必不可少的诊断手段。表 4-2 中展示的是表浅型大肠肿瘤肉眼形态的分类示意图。我们知道,隆起型肿瘤和浅表隆起型肿瘤多可从腺瘤发展为癌。在初期的癌变中,往往是在腺瘤的成分中混有一部分的癌变。因为发生癌变的病变部位或有色调上的变化(发红)和表面构造上的变化(凹陷、粗糙),故当在检查中发现含有这些情况的病变,则有必要怀疑是否是癌。另外,表面凹陷型肿瘤虽然较为少见,但即便是 5mm 以下的病变,也有较高的癌变率。

表 4-2　表浅型大肠肿瘤肉眼形态的分类

分类	亚型	肉眼形态	
隆起型	有蒂性		Ⅰp
	亚蒂性		Ⅰsp
	无蒂性		Ⅰs
表面型	浅表隆起型		Ⅱa
	浅表平坦型		Ⅱb
	浅表凹陷型		Ⅱc

李老师: 好的,请你重新对这个病变(图 4-89A)做一次影像分析吧。

小　鲁: 位置是在乙状结肠。可以观察到 12mm 大小的平坦隆起型肿瘤。从病变中心伴随发红和凹陷的情况来看,应该怀疑是否是腺瘤伴癌变。

李老师: 合格!重复就是力量。如果发现存在病变,即便是小的病变,也绝不能轻视,重要的是随时随地继续这个过程。

这个病例正如小鲁诊断的那样,是腺瘤伴癌变。后期诊断中发现,与发红凹陷部一致的病变部位抑制的位置存在一个重大的内核,系较大异型细胞汇集。

老师点评

首先,建立诊断常规很重要。越是专家,越是有一套可靠的、属于自己的"做法"。为此,有必要每次诊断都遵循相同的顺序,并在诊断中不断积累经验。另外,还需要亲自观察病理组织,获得可靠的反馈信息也是很重要的。

二、普通观察下的癌体量的诊断(浸润深度)

> **李老师:**小鲁,我问你,适用内镜手术治疗的大肠癌是什么样的癌呢?
>
> **小 鲁:**我经常在会议时被问到这个问题。适用内镜手术治疗的大肠癌类型是"浸润深度为黏膜内或者黏膜下层浅层(1 000μm以内),且不伴有脉管侵袭以及浸润尖端部无簇出的形成"。如果在术后的病理诊断中确认符合这条件,则可以确定几乎不会有淋巴结潜在转移风险。
>
> **李老师:**你说的没错。在日本,一般遵循大肠癌的治疗指南进行内镜诊疗。以上举出的这些条件中,浸润深度在治疗前作出诊断比较困难,所以在实际临床上都是通过浸润深度诊断进行预测来决定治疗方案的。
>
> **小 鲁:**适用内镜治疗还是手术治疗,这事关患者人生的选择,想到这一点不禁有些害怕。
>
> **李老师:**没错。所以在推荐进行手术治疗时,必须在内镜检查中提示,病变是"不适用内镜手术治疗"的,也就是说,有深达黏膜下层深层的浸润。

"是否可以通过内镜治疗实现根治?是否不用外科手术治疗就无法实现根治?",这是作为一名内镜医师常面对的、必须作出重要决断的问题。在普通日常观察中,浸润深度的诊断是作出这一决断最为重要的根据。我们一边参看典型的内镜影像,一边学习如何确定是否存在黏膜下层深部浸润(1 000μm以上)(图4-90)。

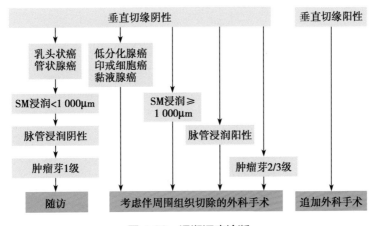

图4-90 浸润深度诊断

学习要点

- 学会存在黏膜下层深层浸润的典型内镜影像的分析。
- 了解 head invasion 和 stalk invasion。

1. 黏膜下层深层浸润的典型内镜影像 由于早期的大肠癌大部分都是隆起型或者表浅型,所以我们可以首先将其分为大致两种形态来进行诊断。

(1) 在隆起型中,紧绷程度(图 4-91A)、凹凸不平(图 4-91B)。

(2) 在浅表型中,深度凹陷(图 4-91C)、凹陷内隆起(图 4-91D)、周边非肿瘤性隆起(图 4-91E)、病灶伸展性差(弧硬化、皱襞集中,图 4-91F)。

以上列举的这些形态都表明,可能存在黏膜下层深层浸润。

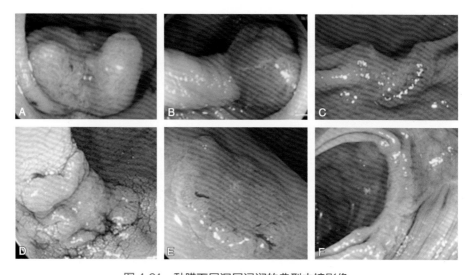

图 4-91 黏膜下层深层浸润的典型内镜影像

隆起型肿瘤的浸润深度诊断相对艰难。特别是在有蒂病变中,诊断准确率较低。另外,在浅表型肿瘤中,如果病灶超过上述 1 中的形态,则大概率可能是 SM 深部浸润性癌,研究表明诊断准确率高达 70% ~ 80%。如果在进行浸润深度诊断时存在疑惑,可以联合使用放大观察或超声内镜检查等,从而获得更多诊断依据。

对典型特征表现的补充说明:

1) 隆起型非肿瘤性隆起(图 4-91E)。

2) 周边非肿瘤性隆起(图 4-91E)。

首先我们来记住以下的概念:①息肉样生长(polypoid growth,PG):肿瘤黏膜部位的高度要比边缘正常黏膜高;②非息肉样生长(non-polypoid growth,

NPG）:肿瘤黏膜部分的厚度和边缘黏膜（多为增生性黏膜）几乎等高或者有变薄情形的肿瘤,或者是已经形成溃疡的黏膜内病变的黏膜消失。

下面我们再次回归到内镜的影像资料:这个病变是 NPG type 的肿瘤。为什么说这里的高起黏膜为正常黏膜呢? 因为"浸润到黏膜下层的肿瘤"将正常黏膜顶了起来。这么一说,我们就不难想象该种情形在该阶段该部位已经很可能是黏膜下层深层浸润型的病变了吧。

PG type 肿瘤的本质是增生性肿瘤,在黏膜内增殖,并逐渐从腺瘤发展为癌。图 4-91B 中的肿瘤就是这种情况,也就是说,可以推断是经过了 adenoma-carcinoma sequence 后发生了癌变。另外,NPG type 的肿瘤一般来说完全由癌细胞构成,即便是很小的病灶,也基本都存在黏膜下层深层浸润。病变从一开始就被认为是"癌",可以推断是符合另一种——即 de novo pathway 这一癌发生路径。

3）病灶伸展性差（图 4-91F）:在充气、吸气的过程中,病变部位本身的伸展性是否良好? 作出这一判断也很重要。在充气状态下观察到的病灶和放气状态下观察到的病灶的形态没有发生变化,这是"壁硬化"的表现。在水平方向观察病变,可以看到病变部位呈现直线状态。另外,在充入足量的空气使肠道充分伸展后,正视病变部位仍然可以看到 3 条以上的黏膜皱襞集中在一起的状态,则符合"皱襞集中"的定义。

2. head invasion 和 stalk invasion

> 小　鲁:这例有蒂病变（图 4-91B）表面凹凸不平,所以可以推测是黏膜下层深层浸润性癌。这类肿瘤应该不适用内镜手术治疗。
>
> 李老师:你说的的确没错,不过隆起型肿瘤的浸润深度诊断是非常困难的。相反的,这个病变是否可以通过内镜手术切除呢?
>
> 小　鲁:难度并不大。因为是有蒂病变,先加装留置套圈阻止出血,然后实施切除手术即可,切除过程也比较安全。
>
> 李老师:对的,也就是诊断性治疗。针对有蒂性病变内镜手术治疗的根治效果评估,存在几种不同的见解。
>
> 小　鲁:因为这是左右患者一生的决定,所以我们也不能将决定权扔给病理诊断医师,有必要对诊断方法有一个充分的认识。
>
> 李老师:好的,下面我们针对有蒂性大肠肿瘤的病理诊断再做少许补充。

有关根治的定义已经在上文中陈述过,但还需注意以下表述。

"黏膜肌层的走向无法确定、推定的病例中,可以从病变表层开始测定浸润的距离。"也就是说,在黏膜肌层存在断裂或错乱的情形中,因为要从病变的表层开始测量浸润的距离,几乎所有病例都会被诊断为黏膜下层深层浸润。

　　松田等将该类型肿瘤分为两类,即浸润已经超出有蒂大肠肿瘤两侧高起(肿瘤、非肿瘤的边界部位)部位连接线的 stalk invasion(蒂部浸润),以及局限于头部内的 head invasion(头部浸润)。研究表明,局限于头部内的 head invasion 即便伴有黏膜肌层的断裂,也几乎不会发生淋巴结转移(图4-92)。日本部分医疗机构会采用这个分类作为诊断的标准,并以此作为是否在内镜手术治疗后追加常规手术的依据。需要注意的是,虽然这样的结果很有吸引力,但是这一结果尚未获得广泛认可。

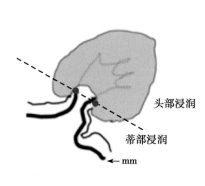
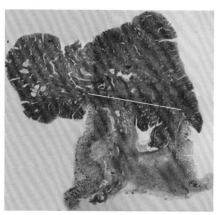

头部浸润

蒂部浸润

← mm

图 4-92　stalk invasion 相当的病变

因为伴有黏膜肌层的断裂,已经发生了黏膜下层深层浸润,所以决定采用追加外科手术治疗的方案。

老师点评

　　将通过内镜治疗的病变转至外科行手术治疗,对普通患者来说,是很遗憾的一件事。当然,实现100%的诊断非常困难,我认为应该以可靠的诊断为依据,摸索出最佳的治疗方法才是最重要的。

三、针对大肠肿瘤的内镜放大观察

小　鲁:这个内镜上好像还有个摇杆。(卡啪卡啪)咦?怎么突然焦距对不上了!

李老师：这是放大内镜。将摇杆复位就能返回原来的状态了，没事的。之前我们一直都在学习用内镜的普通观察方法进行诊断，如果使用放大功能对病灶进行观察，可以协助你更自信地做出诊断。

小　鲁：的确，实际上有时候做出诊断时确实不是很自信。

李老师：现在内镜的放大观察吸引了大家的目光，无论是年轻医师还是国外医师都对这个很感兴趣。但需要我们认识到的是，放大内镜的镜下观察，说到底只是对普通观察的一个补充。例如，如果遇到的是大体积的肿瘤，是无法全部使用放大观察的，说到底，还是在普通观察中怀疑某个地方存在癌变时，才会切换为放大模式观察以进一步确认。

小　鲁：不过如果能拍出漂亮的放大照片，真的很棒啊！给人一种内镜专业医师的印象。

李老师：好吧，那就让我们来学一学放大观察的窍门吧。

学习要点

　　☛ 掌握 pit pattern 诊断（结晶紫放大观察）。

　　☛ 学习影像增强放大观察（image enhanced endoscopy，IEE）——基于 NBI 的 JNET 分类为中心。

　　☛ 什么是锯齿状腺瘤（sessile serrated lesion，SSL）？

---

1. pit pattern 诊断（结晶紫放大观察）

小　鲁：考虑到之前的大肠肿瘤诊断历史，我们首先来确认一下 pit pattern 诊断吧。这种诊断方法虽然从 20 年以前就已经开始被采用，但是即便现在，该方法仍然是大肠肿瘤诊断的"金标准"。

小　鲁：我只在教科书中看到过这种诊断方法，但是实际上并不经常使用的样子，而且准备工作也很烦琐。

李老师：确实，因为用不了结晶紫，尤其是在海外，这种方法普及程度并不高。另外，用这种方法获得漂亮的照片也是需要技巧的。

小　鲁：希望您能教我这项技巧！

李老师：好的，我们一边看典型的内镜照片，一边进行解说。

　　首先，将典型的内镜照片和结晶紫放大观察照片放在一起对比。截至目前，pit pattern 诊断中使用的是工藤分类（表 4-3）。

表4-3　工藤分类

类型	pit pattern 示意图	特点	病理
Ⅰ型		圆形	正常黏膜和炎性病变
Ⅱ型		星芒状	增生性病变
Ⅲ$_S$型		小型类圆形 小于正常 pit	Ⅱc 型结直肠癌
Ⅲ$_L$型		管状 pit 为主 大于正常 pit	管状腺瘤或非颗粒型侧向发育型肿瘤
Ⅳ型		树枝状（Ⅳ$_B$型）或脑回状（Ⅳ$_V$型）	绒毛状腺瘤
Ⅴ型		不规则的 pit（Ⅴ$_I$型）	可疑黏膜肌层癌
		无结构 pit（Ⅴ$_N$型）	高度可疑黏膜下层癌及进展期癌

　　进行 pit pattern 诊断时的注意点：Ⅱ型 pit、Ⅲ$_L$型 pit、Ⅳ型 pit 即便不用结晶紫进行染色，也能在某种程度上进行观察。可以通过使用靛胭脂喷洒，对其进行放大观察。

　　Ⅲ$_S$型 pit 是凹陷型病变专用的分类，需要予以注意。

　　最难作出诊断的是针对Ⅴ型 pit 的诊断：在Ⅴ$_I$型 pit 中，如果伴有高度的形状不规整，具体来说，就是如果观察到有内腔狭小、边缘不齐整、轮廓不明确的情况，即可怀疑极有可能是黏膜下层深层浸润型癌。另外，染色效果差和刮痕印记也是黏膜下层深层浸润的特征。通过物理接触，也会出现同样的特征，所以在临床上应该对这3种特征表现引起重视。松田等报道，具有Ⅴ$_I$型高度不规整（一般来说被Ⅴ$_I$型轻度不规整包围）的区域（有明确范围的）病变有极高的可能性伴有黏膜下层深层浸润的情况。

2. **影像增强内镜检查**（image enhanced endoscopy，IEE）——以基于 NBI 的 JNET 分类为中心

> **小　鲁**：虽然我知道 pit pattern 诊断是有用的，但是临床中真的会使用吗？
>
> **李老师**：至少对于癌变可能性小的病变不会使用这种方法。因为费用和效果的比（性价比）太差。最近世界范围内影像增强内镜观察已经慢慢开始普及，所以这种检查方法实际使用得比较多。因为不需要染色操作，还能通过对表面微小腺管的构造、血管的构造进行详细观察，实现较高准确度的病变性质的诊断。
>
> **小　鲁**：（影像增强内镜观察）真的是万能啊！能够立即对病变做出评估，是其魅力所在。
>
> **李老师**：实际投入使用的设备有窄带成像技术（narrow band imaging，NBI）、蓝光成像技术（blue light imaging，BLI）、光学增强技术（optimal enhancement，OE）。在日本的大规模研究中选用的是 NBI，多适用 JNET（Japan NBI Expert Team）分类。首先我们要能理解 JNET 分类，然后再来学习 OE 放大观察下的诊断方法。

表 4-4 为 JNET 分类，可能有些难懂，我们分别用对应的 0-Ⅱ 型放大观察得到的影像来进行对比解说。

表 4-4　JNET 分类

分型	1 型	2A 型	2B 型	3 型
微血管结构	• 不可识别*	• 粗细均匀 • 分布规则（网状或螺旋状）#	• 粗细不均 • 不规则分布	• 血管域稀疏 • 粗血管中断
表面结构	• 规则黑点或白色圆点 • 与周围正常黏膜相似	• 规则（管状/分支/乳头状）	• 不规则或不清楚	• 无定形区域
组织学类型倾向	增生性息肉/无蒂锯齿状病变	低级别上皮内瘤变	高级别上皮内瘤变/黏膜下浅层浸润癌&	黏膜下深层浸润癌

注：* 病变口径与周围正常黏膜相似；# 微血管常点状分布，在凹陷型病变中不易观察到规则的网状或螺旋状血管；& 深层黏膜下浸润性癌可能包含在内。

type 1 病变：在 OE-1 观察中，大多情形中观察到的是和周边黏膜类似的相同色调规整表面结构，通常观察不到微小血管结构（faint pattern）。这是增生性息肉化生性变体现出的特征。

type 2A 病变：在 OE-1 观察中观察到呈现 brownish area 的状态，在规整的表面构造上均一分布着腺管。可以观察到有口径不同的微小血管构造。这是肿瘤、部分黏膜内癌肿可以看到的特征，是适用内镜手术治疗的病变。

type 2B 病变：表面构造不规整或者不清晰，血管的口径不同且呈现不均匀分布。这是黏膜内癌——黏膜下层浸润型癌的特征，适用诊断性质的内镜手术治疗或外科手术治疗。

type 3 病变：表层的构造呈现无构造的状态，出现了血管稀疏的区域，可以看到有粗血管中断的情况。这是黏膜下层浸润型癌的特征，适用外科手术治疗。

利用影像增强进行放大观察操作时的要点总结：①尤其是可以对血管的构造进行评估，从而确切地对非肿瘤（增生性息肉）和肿瘤（腺瘤）作出鉴别；②对相当于 JNET 分类 type 2B 病变进行浸润深度诊断非常困难，目前采用的方法是追加使用结晶紫染色，以达到提高诊断精度的目的。

最后需要大家注意的是，JNET 分类是基于 NBI 系统的评估方法。虽然我们在使用 OE 时，同样也留下了可以对血管构造、表面构造进行充分评价的印象，但是还需要大量病例对其有用性进行确认。

3. 锯齿状腺瘤（sessile serrated lesion，SSL）

小　鲁：在升结肠发现大小约为 20cm 的同色调的平坦隆起病变（图 4-93）。在影像增强观察（OE-1）中，发现其表面的构造不清晰。隐约好像可以看到一些大血管，并没有发现异型，所以这绝对是增生性息肉。但是个头有些偏大，是否需要进行随访观察？

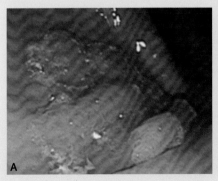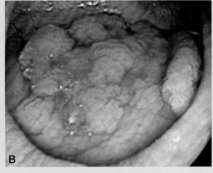

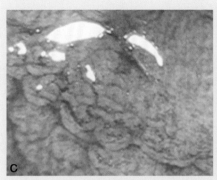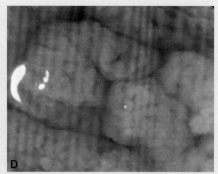

图 4-93　锯齿状腺瘤

李老师：这是锯齿状腺瘤(sessile serrated lesion，SSL)啊。虽然癌变成分的可能性较小，但还是一种具有癌变风险的病变。这种肿瘤会经历和普通腺瘤不同的癌变过程，如果发展到进展期，预后不良。

小　鲁：也就是说，必须用内镜将它切除干净喽。

SSL 并不是 adenoma-carcinoma sequence，而是经历 serrated pathway 后发生癌变。研究表明，这是一种"虽然含有癌成分的可能性小，但是一旦癌变恶性程度会很高的病变"。所以，我们针对 SSL，应无一例外地实施切除手术。

在普通观察方法下的特征是有黏液附着(mucus cap)(图 4-93A)。如果没有附着黏液，则有时难以通过普通观察确定病变的位置，可以通过着色观察(靛胭脂)明确病变的详情(图 4-93B)。放大观察中的特征符合 NBI 中的 varicose microvascular vessel(静脉曲张微血管，VMV)(图 4-93C)和 pit pattern 诊断中的Ⅱ型 pit(图 4-93D)。顺便一提，Ⅱ型 pit 也可以通过靛胭脂喷洒法进行诊断。伴有异型的病变被定义为 SSL with cytological dysplasia，通常认为这种 SSL 合并型癌具有较强的浸润倾向。后文病例报道中提及 1 例 SSL with cytological dysplasia，可以参照阅读。

4. 侧向发育型肿瘤(laterally spreading tumor，LST)和大肠肿瘤的治疗方案

小　鲁：在大肠有一种称为"LST"的大面积表浅隆起型肿瘤(Ⅱa 型)。这种肿瘤无法通过一般的息肉切除手术整体切除干净，如果贸然出手，有可能导致一团糟。

李老师：一次完整切除关系到之后的正确病理诊断，如果有可能的话，最好进行病变部位的完整切除。LST 中又分为 4 个细分类别，每一种类别都有其不同的特征。

小　鲁：如果能够理解这些，就能确定最合适的治疗方案了吧。

李老师：说的没错。这是最后一项了，要仔细学习。

什么是侧向发育型肿瘤（laterally spreading tumor，LST）？ LST 的定义是"以水平侧向发育伸展为特征的直径在 10mm 以上的表浅扩大型大肠病变"。这不仅是肉眼下的形态分类，从用词中可以看出，这是根据发育的形态进行的术语分类。因此，如果用肉眼型对其进行表述的话，就是 0-Ⅱa 型（+α）。关于 LST 的分类方法，首先可以分为 LST-G（颗粒型）和 LST-NG（非颗粒型）两类。LST-G 还可以进一步细分为颗粒均一型（homogenous type）和结节混合型（nodular mixed type）。LST-NG 型还可以进一步细分为平坦隆起型（flat-elevated type）和假凹陷型（pseudo-depressed type）。典型的病例如图 4-94 所示，但是有些病例的分类会很让人头疼。与隆起型相比，就算 LST 的肿瘤面积较

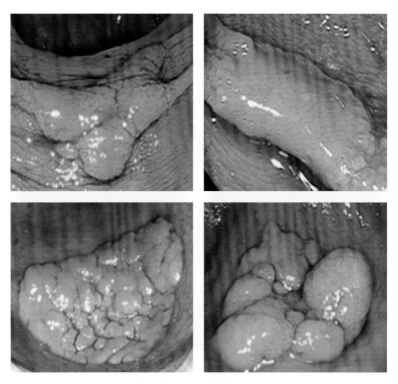

图 4-94　LST

大,但向黏膜下方浸润的可能性也较小,大多数病例都适用内镜手术治疗。

对 LST 进行类型细分的好处在于,不同类型的癌变率、黏膜下层浸润率都有不同(表 4-5)。LST-G(H)多为腺瘤,即便病灶变大向黏膜下层浸润的概率也极低。因此,可以说是适用分次切除的病变。LST-G(M)中多混有癌变成分,偶尔会在结节部位发生黏膜下层浸润。如果能够对结节部位实施完整切除,就可以在一定程度上完成浸润深度的诊断。在 LST-NG(F)中,随着病灶的变大,患癌率和黏膜下层浸润率不断上升,但整体来说,黏膜下层浸润率为 10% 左右。最棘手的是 LST-NG(PD),大多在病灶较小时就已经发生癌变,有些病例还伴随多处黏膜下层浸润,所以有时即便使用放大观察,也难以做出浸润深度的诊断。因此,LST-NG(PD)是尤其需要实施一次完整切除的病变。通过理解 LST 的详细分类特征,有助于我们选择正确的治疗方法。

表 4-5　LST 癌变率和黏膜深层浸润率

分类		10~19mm	20~29mm	30~39mm	40mm≥	总计
LST-GH	癌变率	16.0%	30.6%	61.5%	46.4%	33.7%
	深部浸润率	0	1.6%	3.8%	3.6%	1.8%
LST-GM	癌变率	47.0%	71.4%	69.5%	80.1%	73.4%
	深部浸润率	5.9%	11.1%	14.7%	15.5%	12.9%
LST-NG(FE)	癌变率	40.5%	58.6%	60.4%	75.0%	53.3%
	深部浸润率	1.8%	9.9%	26.4%	33.3%	11.5%
LST-NG(PD)	癌变率	70.6%	72.2%	77.3%	88.2%	74.8%
	深层浸润率	20.6%	38.9%	31.8%	29.4%	31.5%

老师点评

大肠肿瘤的诊断在前人研究成果的基础上不断积累发展,作为一门学问是相当深奥的。为了能够给大肠肿瘤的患者治疗,要求我们能够切实地根据病变的性质和量做出诊断,这是大肠肿瘤诊断的绝对条件。

参 考 文 献

[1] 田丸弓弦,田中信治.早期大肠癌普通内镜下的诊断中发现的改变[J].消化器官内镜,2016,28(3):445-451.

[2] 大肠癌诊断参考[M].9 版.东京:金原出版株式会社,2018.

［3］大肠癌研究会.大肠癌治疗指南医师用书(2016年版)［M］.东京:金原出版株式会社,2016.

［4］鹤田修,河野弘志,辻雄一郎,等.早期大肠癌浸润程度诊断中的放大内镜和超声波内镜的作用［J］.胃和肠,2011,36:791-799.

［5］MATSUDA T,FUKUZAWA M,URAOKA T,et al. Risk of lymph node metastasis in patients with pedunculated type early invasive colorectal cancer:a retrospective multicenter study ［J］. Cancer Sci,2011,102(9):1693-1697.

［6］KUDO S,TAMURA S,NAKAJIMA T,et al. Diagnosis of colorectal tumors by magnifying endoscopy［J］. Gastrointest Endosc,1996,44(1):8-14.

［7］MATSUDA T,FUJII T,SAITO Y,et al. Efficacy of the invasive/non-invasive pattern by magnifying chromoendoscopy to estimate the depth of invasion of early colorectal neoplasms ［J］. Am J Gastroenterol,2008,103(11):2700-2706.

［8］SANO Y,TANAKA S,KUDO S E,et al. Narrow-band imaging(NBI) magnifying endoscopic classification of colorectal tumors proposed by the Japan NBI Expert Team［J］. Dig Endosc,2016,28(5):526-533.

病例1(图4-95)

提示:白光下提示SM浸润的病变。

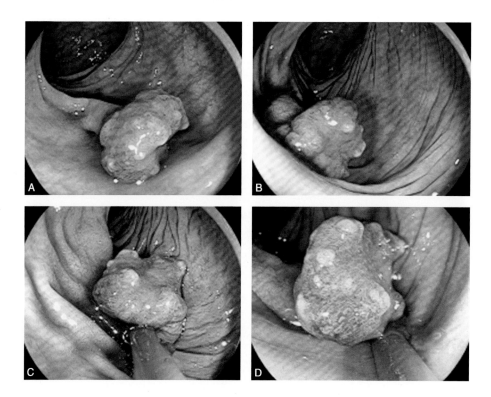

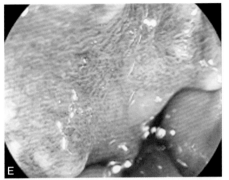
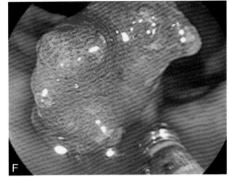
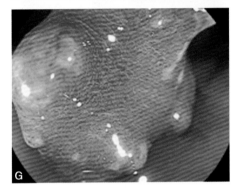

图 4-95 病例 1 内镜图片

A~C. 靛胭脂染色后不同角度非放大观察;D. OE 观察;E. OE 放大观察;F. 结晶紫染色后低倍放大观察;G. 结晶紫染色后高倍放大观察。

Q1. 白光下、靛胭脂染色后的所见是什么?

Q2. OE 的所见是什么?

Q3. 结晶紫染色后的所见是什么?

Q4. 诊断和治疗方针是什么?

A1

> 小　鲁:15mm 大小的红色的带蒂型病变。头部深色发红,形状变得很扭曲。总感觉不是个好东西!
>
> 李老师:这种印象很重要! 病变顶端有一部分凹陷,这样的病变需要特别注意! 哪怕只是白光下观察,也要强烈怀疑这是 SM 浸润的病变。
>
> 小　鲁:靛胭脂染色后的图像(图 C)的话,更能看出凹凸处不规则的状态呢。

A2

小　鲁：OE 观察的话,特别是凹陷部分,vessel pattern 呈伴有大小不一的不规则扩张血管。surface pattern 也是大小不一且变得密集,部分区域难以认知,呈不规则。

李老师：这是一个 JNET 分型为 2B 型的所见。2B 型的话,包含 SM massive 的病变,所以必须要注意!

A3

小　鲁：结晶紫染色之后,整体没有明显的无构造领域。特别关注凹陷部分的图 G,pit 的大小不一、形态、排列存在严重的不规则,还有轮廓不明了和内腔狭小化,所以考虑为 V_I 高度不整。

李老师：确实是这样。

A4

小　鲁：pit pattern 来看,没有明显的无构造,但结合白光下观察的征象来看,我认为是一个怀疑 SM 深部浸润的病变。

李老师：白光下观察时,强烈怀疑过是 SM 深部浸润的病变,从放大所见来看没有矛盾。虽然是一个考虑外科手术的病例,但带蒂型病变,且直径为 15mm,整体较小,所以可以做一个诊断性的内镜下治疗。

病理：管状腺癌,tub1>tub2 with tubular adenoma,高级别,0-Ⅰp 型,14mm×10mm×8mm,T_{1b} 期(浸润深度 SM 1 350μm),ly(1),v(0),HM0,VM0(图 4-96)。

判定：非治愈性切除。

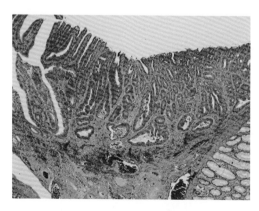

图 4-96　病例 1 病理图片

病例 2（图 4-97）

提示：仔细观察腺体和血管的形态。

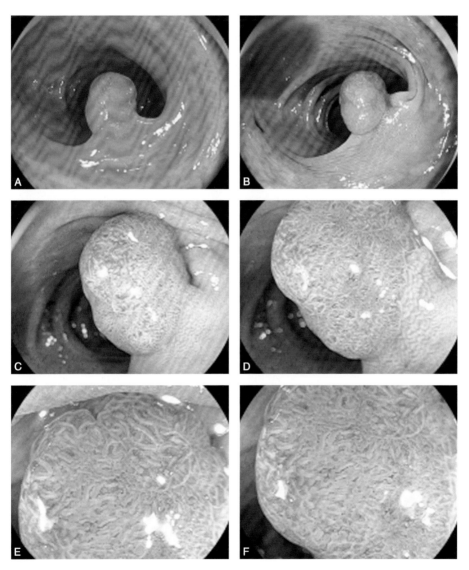

图 4-97　病例 2 内镜图片
A. 白光；B. 靛胭脂染色；C. 低倍放大；D. 中倍放大；E. 高倍放大；F. 高倍放大。

Q1. 白光下、靛胭脂染色后的所见是什么?

Q2. OE 的所见是什么?

Q3. 诊断和治疗的方针是什么?

A1

小　鲁:白光下观察为一处 15mm 左右的浅红色隆起型病变。高度较高的病变,形状分型是 I sp 型。红色且有一定高度的病变,所以考虑存在癌的可能,我更想放大看一看!

李老师:还有白斑,所以好好地做一下放大会更好些。但是,病变没有凹凸不平和紧满感吧?

小　鲁:从靛胭脂染色后的图 B 来看的话,能清楚地知道没有不平整和凹陷等。

A2

小　鲁:OE 低倍放大的话,能看到整体呈现规则的网状血管。

李老师:是的。增加放大倍数看一下呢?

小　鲁:血管的一部分网状结构中途断裂,但是,这应该看作是不规则吗?

李老师:能注意到这个地方很不错哟! 粗细不同及不规则的分布并不是很明显,所以放在 JNET 分类的 2A 型范畴里更好。surface pattern 怎么样呢?

小　鲁:腺管的话,管状大小不同,排列也很混乱。

A3

李老师:最终诊断如何呢?

小　鲁:从 OE 所见来看,血管、腺管结构都很规则,所以第一个考虑的是管状腺瘤。

李老师:说得对! 治疗就用 EMR 吧。

病理:管状腺瘤,低级别, I sp 型,12mm,HM0,VM0。

判定:治愈性切除。

病例3（图4-98）

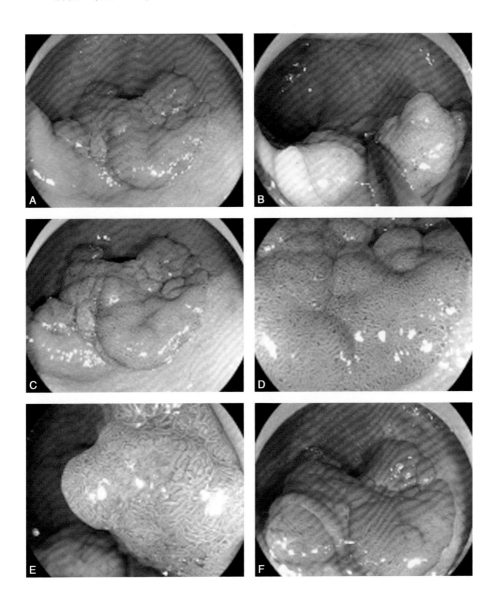

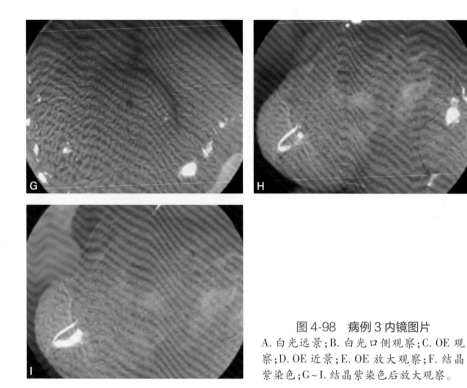

图 4-98   病例 3 内镜图片
A. 白光远景;B. 白光口侧观察;C. OE 观察;D. OE 近景;E. OE 放大观察;F. 结晶紫染色;G~I. 结晶紫染色后放大观察。

Q1. 白光下所见是什么?

Q2. OE 所见是什么?

Q3. 色素染色后的所见是什么? 诊断是什么?

Q4. 治疗方针是什么?

A1

小　鲁:病变大小大约在 35mm 吧。虽然大部分是平坦隆起型病变,但有一个较高的结节,所以是 LST 结节混合型! 这病变的周围看到的白色斑点是什么呢?

李老师:那个叫作白斑。伴随白斑的病变是癌的情况较多,所以必须注意。

小　鲁:用喷洒管将病变抵住后得到的图 B,看起来没有什么硬度。但是,似乎感觉还是有些许异常,所以将首先考虑是癌会好些。

李老师:颜色的变化如何呢?

小　鲁:整体呈现轻度发红状,但局部能看到强烈的发红。

A2

小　鲁：图 D 对平坦隆起部分进行放大，surface pattern 的大小整齐且排列规则。vessel pattern 也是保持规则的网状，所以考虑为 JNET 分类的 type 2A。

李老师：分析得漂亮。隆起较高的部分看起来跟平坦区域略有不同，你怎么认为？

小　鲁：这个部分的血管网状破碎，呈蛇形和扩张。这个地方应该是 type 2B。

A3

小　鲁：图 G 与图 D 是相同部分。结晶紫染色后，与 OE 观察时相比，看到的印象不同。

李老师：看起来是管状腺管形态，腺管密度高且大小各有不同，pit 的形状也呈现异常。考虑为 V_1 轻度不整。

小　鲁：图 H 的话，相比刚刚的图像，腺管密度更高了。腺管自身不明了，所以其恶性度是不是更高了？

李老师：那样的话，整体来看，考虑这个病变是什么呢？

小　鲁：额……是什么呢？有像腺瘤的部分，也有像癌的部分，实在是搞不清楚啊！

李老师：再仔细看看！图 H 仔细看的话，周围有边界吧。这就是病理上癌与腺瘤的 front 部分。然后，这个部分的腺管不明了，开口部也很难看出来。这样的所见是分化度下降的表现哟！整体看的话，腺瘤内癌，癌的部分考虑为中分化腺癌。我认为 SM 浸润的可能性也是有的。

A4

小　鲁：讨论使用外科手术也不为过，但是我认为可以做一个诊断性治疗的 ESD。

病理：adenocarcinoma（tub2）in adenoma，0-Ⅱa 型，43mm×35mm，浸润深度 M，ly（0），v（0），HM0，VM0（图 4-99）。

判定：治愈性切除。

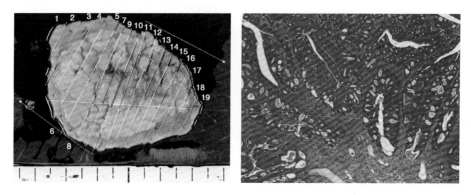

图 4-99　病例 3 大体和病理图片

病例 4　50 岁，女性（图 4-100）。

提示：注意靛胭脂和结晶紫染色的重要性。

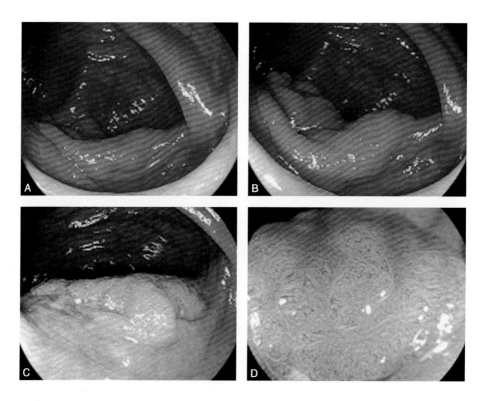

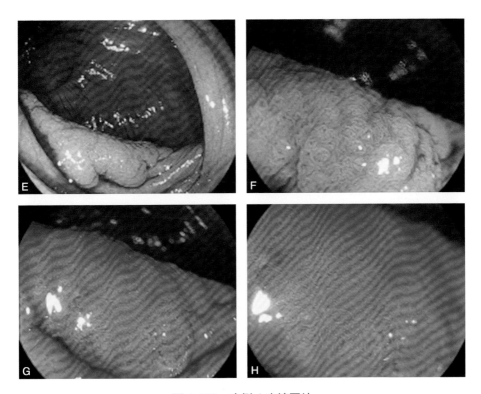

图 4-100 病例 4 内镜图片

A.白光远景;B.白光近景;C.OE 观察;D.OE 放大;E.靛胭脂染色;F.靛胭脂染色后放大;G.结晶紫染色;H.结晶紫染色后放大。

Q1. 白光下的所见是什么?

Q2. OE 的所见是什么?

Q3. 色素染色后的所见是什么?

Q4. 诊断和治疗方针是什么?

A1

小　鲁:从图像解读最基本的部位、大小、颜色变化开始吧!部位是盲肠,大小的话……大约 30mm 吧。和背景黏膜相比,看起来稍微有些发红。

李老师:形状上你是怎么考虑的呢?

小　鲁:我感觉像 LST-NG……但到底是 flat 呢,还是 pseudo depressed 呢?不是很清楚。

李老师：的确如此，因为没有结节，觉得是 LST-NG 的话，应该没有问题。但是 flat，还是 pseudo depressed 呢？需要色素染色后才能更容易明白，所以请参考靛胭脂染色图片进行判断。还有其他通过白光下图片能明白的所见吗？

小　鲁：图 B 是吸气之后的照片，吸气后看到形状的变化，考虑为柔软的肿瘤。

李老师：病灶内的颜色变化也非常重要哟！这些照片看不出明显的颜色变化。

A2

小　鲁：远景的话，给人一种很规则的印象。放大下……能看到血管不规则！

李老师：只是不规则，什么都明白不了啊！什么样的所见导致的不规则呢？

小　鲁：啊……不好意思！嗯……vessel pattern 的话，能看到血管扩张、蛇形、粗细不一、形状不规则。surface pattern 的话，考虑为大小、排列、形状各异的不规则。

李老师：干得漂亮！相当于 JNET 分类里的 type 2B 哟。

A3

小　鲁：回到之前说的形状的话题，靛胭脂染色之后，出现明显的靛胭脂积存，所以应该是 LST-NG flat！

李老师：从这开始，整体性的靛胭脂不染。这种情况有可能是恶性度高的病变。所以，一定要用结晶紫染色。结晶紫染色后的所见是怎样的呢？

小　鲁：和之前 OE 所见相同，可以看到腺管的大小、排列、形状都不同。但是，每一根腺管的轮廓都很明了，所以考虑为 V_I 轻度不整。

A4

小　鲁：综合以上所见，考虑为黏膜内癌，选择用 ESD 治疗。

李老师：没错！

病例 5（图 4-101）

提示：注意观察 LST-G mix 的粗大结节部分。

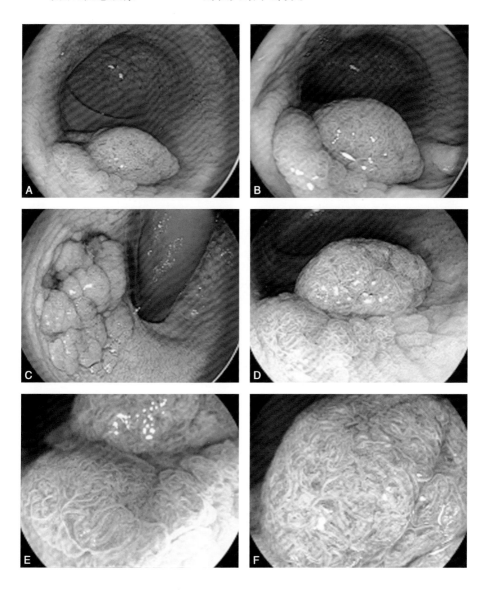

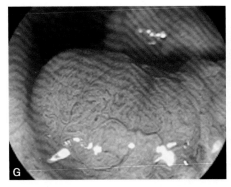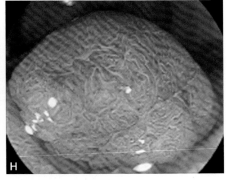

图 4-101　病例 5 内镜图片

A. 白光远景；B. 白光近景；C. 反转内镜观察；D. OE 观察；E. OE 低倍放大；F. OE 高倍放大；G、H. 结晶紫染色后放大。

Q1. 白光下、靛胭脂染色后的所见是什么？

Q2. OE 的所见是什么？

Q3. 结晶紫染色后的所见是什么？

Q4. 诊断和治疗方针是什么？

A1

> **小　鲁：** 直肠部位大约 30mm 的平坦隆起型病变。图 C 是病变的反转像，病变的肛侧有一个很大的高的结节，所以应该是 LST-G mix 吧？整体呈现轻微发红。关于大结节部分，貌似没有饱满感，也不是很硬。

A2

> **李老师：** 由于是 LST-G mix，所以粗大结节部分有可能癌化或者浸润度很深。所以，观察时注意这一点是很重要的。
>
> **小　鲁：** OE 放大的话，整体的 surface pattern 呈大小不一、排列混乱；vessel pattern 也能看到明显的蛇形和扩张，所以整体来看应该是 JNET 分类的 type 2B 吧？
>
> **李老师：** 如你所说，最终的性质诊断看一下结晶紫染色再判断吧。

A3

> 小　鲁：pit的形状出现扭曲且方向性混乱，但能看到pit的间隔仍维持着。没有内腔的狭窄及pit的不明了，考虑为V_I轻度不整。
>
> 李老师：最终诊断如何呢？

A4

> 小　鲁：从OE及结晶紫染色的所见看来，我认为是一个到黏膜内癌的病变……但感觉上也有可能是腺瘤。您觉得如何呢？
>
> 李老师：就像你说的那样，这是一个在内镜下鉴别腺瘤和黏膜内癌很困难的病变。腺瘤内癌的话，病变内表面构造的差异及边界（病理的话是front的部分）还是可以通过内镜进行鉴别的，但这个病变没有明显的所见，所以考虑为整体是高异性度腺瘤或者黏膜内癌的话，会更妥当。
>
> 小　鲁：无论是哪一种，治疗都是选择ESD会更好些。

病理：管状腺瘤，高级别，0-Ⅱa+Ⅰs型，30mm×25mm，HM0，VM0（图4-102）。

判定：治愈切除。

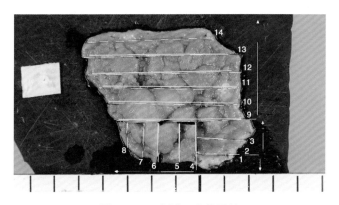

图4-102　病例5大体图片

病例 6（图 4-103）

提示：术后病理是黏膜内癌的假凹陷型 LST。

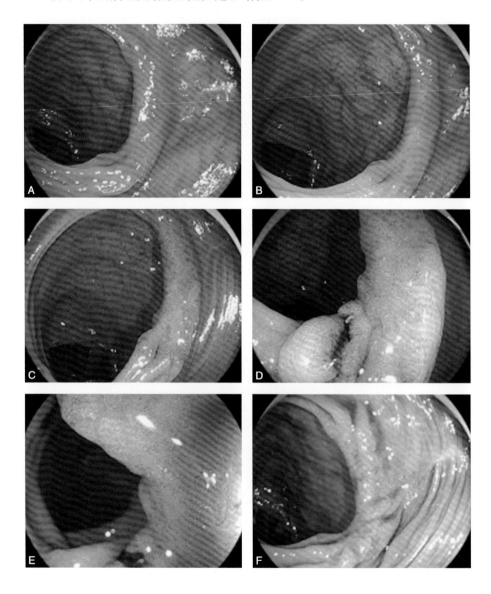

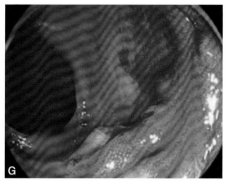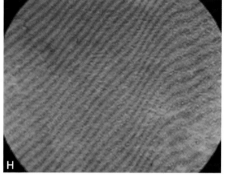

图 4-103　病例 6 内镜图片

A. 白光远景；B. 白光近景；C. OE 观察；D、E. OE 低倍放大观察；F. 靛胭脂染色；
G. 结晶紫染色；H. 结晶紫染色后放大。

Q1. 白光下所见是什么？

Q2. OE 所见是什么？

Q3. 色素染色后的所见是什么？诊断是什么？

Q4. 治疗方针是什么？

A1

小　鲁：横结肠部位大小在 30mm 左右的病变吧，可以发现稍微发红的平坦隆起型病变。病变内没有颜色变化的差异。图 B 是稍稍吸气后的图像，感觉没有那么硬，但是能看到牵拉周围黏膜。这种牵连是疑似 SM 浸润癌的所见吗？

李老师：这个之前教过的啊！长轴方向皱襞的牵拉是疑似 SM 浸润的表现，短轴方向皱襞的牵拉并不一定。

小　鲁：是，是这样的啊！嘿嘿。形状类型是 LST-N 吗么？

李老师：是的呀，是 flat 还是 pseudo depressed，色素染色后更容易分辨，所以之后再看一下。

A2

小　鲁：整体来看（图 C）的话，是同样的病变。放大来看（图 D、E）的话，surface pattern 又细又密。vessel pattern 扩张且粗细不一，排列也很混乱，所以，我认为是 JNET 分类的 type 2B。

A3

> 小　鲁：靛胭脂染色之后(图 F)来看,形状分类看得更清楚! 病变的中央
> 部分有靛胭脂积存,所以是 pseudo depressed。
> 李老师：干得不错,LET-NG-PD 和 LST-G-M 出现 SM 浸润的概率较高,所
> 以时刻不忘,边考虑边观察十分重要。
> 小　鲁：结晶紫染色的话,整体没有呈现明显的无构造部分。病变中央部分
> 的放大图像(图 H)的话,pit 变得密集,且有明显的大小不同和形状
> 不规则。pit 的边缘也大致保留着,所以考虑为 V_1 轻度不整的范畴。

A4

> 小　鲁：综合来看,应该是黏膜内癌吧,我的话会选择 ESD。
> 李老师：但是,实际这个病例局部注射时 lifting 不好,所以怀疑是 SM 深部
> 浸润,最后实行了外科手术。但是,病理结果显示是黏膜内癌。
> pseudo depressed 确实是 SM 深部浸润较多,但仍为黏膜内癌,lift-
> ing 不好是由纤维化引起的,所以并不能完全说明是 SM 深度浸润
> 的所见。放大内镜的所见也不得不加到综合考量中去。这样的
> 病变,也是可以讨论进行一个诊断性治疗的 ESD。

病理：腺癌(tub1),0-Ⅱa+Ⅱc 型,15mm×10mm,浸润深度 M,ly(0),
v(0),N0,HM0,VM0(图 4-104)。

判定：治愈性切除。

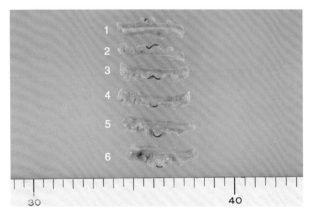

图 4-104　病例 6 大体图片

病例 7（图 4-105）

提示：注意假凹陷型 LST 病变。

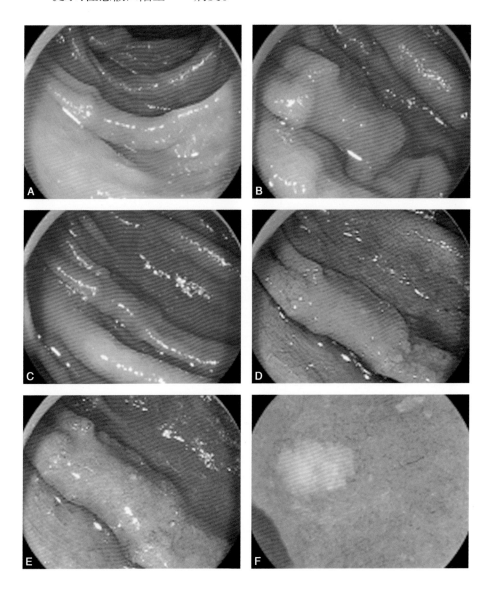

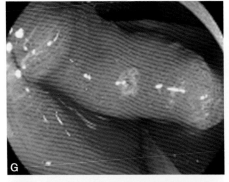
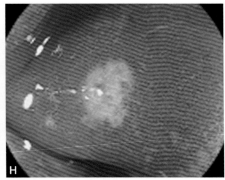

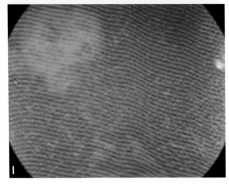

图 4-105　病例 7 内镜图片

A. 白光远景；B、C. 白光近景；D. 靛胭脂
染色；E. OE 观察；F. OE 放大观察；G. 结
晶紫染色；H、I. 结晶紫染色后放大。

Q1. 白光下、靛胭脂染色后的所见是什么？

Q2. OE 的所见是什么？

Q3. 结晶紫染色后的所见是什么？

Q4. 诊断和治疗方针是什么？

A1

小　鲁：升结肠一处约 15mm 大小的红色平坦型病变。病变的中心部可见
　　　　凹陷。这就是传说中的 Ⅱa+Ⅱc 型吧？

李老师：不是。再好好看看靛胭脂染色的图像（图 D）。并不是明显的
　　　　面状凹陷，而是棘状的凹陷，所以不是 Ⅱa+Ⅱc 型！是 LST-
　　　　NG-PD！

小　鲁：因为是 LST-NG-PD，所以不得不考虑存在癌的可能性。

A2

小　鲁:OE 非放大(图 E)的话,整体呈现规则状。

李老师:是的。JNET 分类呢?

小　鲁:放大图像来看的话,vessel pattern 保持网状结构,没有明显的扩张
和粗细不一。surface pattern 的话,变得比较紧密,但也是很规则
的感觉,所以是 JNET 分类的 2A 型吧。

李老师:那么,接下来我们看一下色素内镜图像吧。

A3

小　鲁:结晶紫染色后的低倍放大呈规则状。高倍放大(图 I)整体可见
pit 的边缘不齐、轮廓不明了、内腔狭小等,所以这部分应该是 V_I
高度不整吧。

李老师:存在一部分 pit 变得难以辨识的部分,但是没有明显的领域性,所
以我认为 V_N 或者 V_I 高度不整会更好些。

A4

小　鲁:整体考虑的话是癌,但是从放大所见来看,考虑浸润到 SM slight。

李老师:治疗的话,ESD 就可以。

病理:管状腺癌,tub1,0-Ⅱc 型,15mm×15mm,T_{1a} 期(浸润深度 SM
450μm),ly(0),v(0),HM0,VM0(图 4-106)。

判定:治愈性切除。

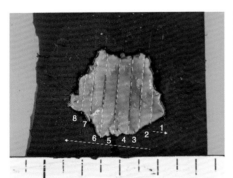
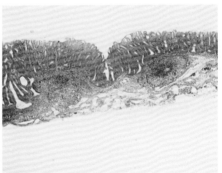

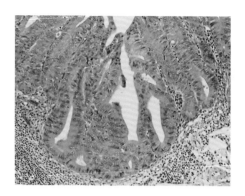

图 4-106　病例 7 大体和病理图片

病例 8　40 岁,男性(图 4-107)。

提示:注意 KUDO 与 JNET 分型综合判断。

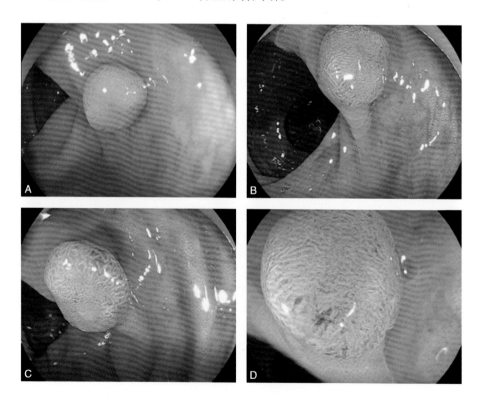

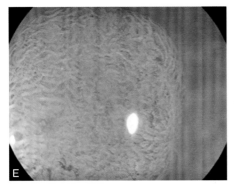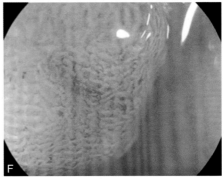

图 4-107 病例 8 内镜图片

A. 白光内镜；B. OE 远观；C. OE 近观；D. OE 放大（低-中倍）；E、F. OE 放大（高倍）。

Q1. 只看白光内镜图 A 和 OE 非放大图 B、C，是否可以判定病变的性质？依据是什么？

Q2. OE 放大观察的所见判断是什么？依据是什么？

Q3. 内镜治疗方法是什么？

A1

小　张：该病变位于升结肠的 Ⅰp 型息肉样黏膜隆起，表面尚光滑，依据结肠黏膜腺管开口的 KUDO 分型，腺管结构不是规则的圆形，而是被拉长，但是又相对规则，我认为比较符合 Ⅲ_L 型，为腺瘤。

李老师：对，此病变为 KUDO 分型 Ⅲ_L 型，符合腺瘤，另有一个腺瘤比较重要的特征表现需要注意，病变底部周围黏膜有棘皮样改变，此为腺瘤病变的特征性表现。

A2

小　张：根据 OE 放大内镜下观察，我更加判断为腺瘤，我的判断依据为 JNET 分型，此病变放大内镜下观察血管结构粗细均匀，分布均匀，表面腺管结构呈管状规整分布，符合 JNET 分型的 2A 型，预判组织类型为腺瘤。

李老师：是的，结合白光内镜的 KUDO 分型、OE+放大内镜的 JNET 分型判断，此病变为腺瘤。目前对于结肠息肉性病变的判断主要用的就是以上 2 种分型，特别是对于无放大内镜的情况，KUDO 分型尤为实用，而 JNET 分型对于放大内镜下病变性质的判断则更为准确。

A3

小　张：内镜下病变考虑为腺瘤,病变又带蒂,给予常规圈套切除即可。
李老师：注意底部棘皮样病变要处理干净,以防复发。

病理：管状腺瘤(图4-108)。
判定：治愈性切除。

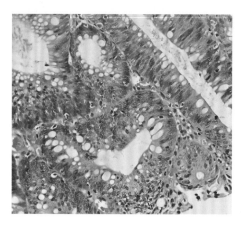

图4-108　病例8病理图片

病例9(图4-109)

提示：注意结节混合型与颗粒均一型LST的判断。

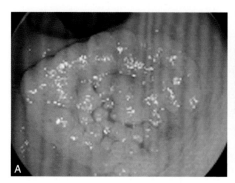
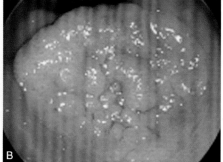

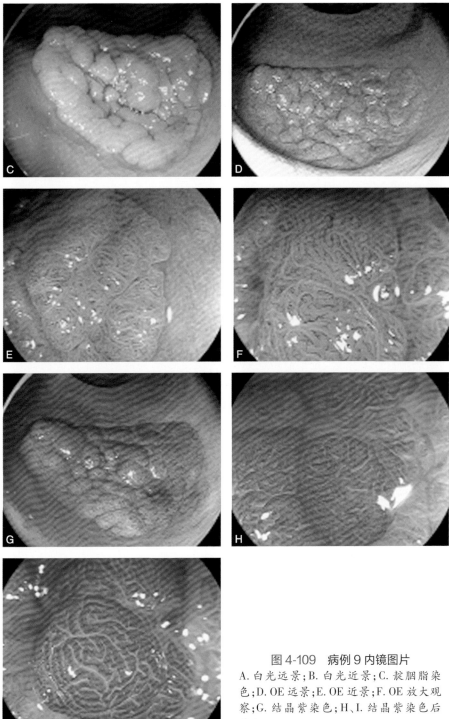

图 4-109 病例 9 内镜图片

A. 白光远景；B. 白光近景；C. 靛胭脂染色；D. OE 远景；E. OE 近景；F. OE 放大观察；G. 结晶紫染色；H、I. 结晶紫染色后放大。

Q1. 白光下、靛胭脂染色后的所见是什么？

Q2. OE 的所见是什么？

Q3. 结晶紫染色后的所见是什么？

Q4. 诊断和治疗方针是什么？

A1

小　鲁：直肠部位约 25mm 大小的平坦隆起型病变。病变整体有结节，所以形状分型为 LST-G。嗯……这是 mix 呢？还是 homo 呢？

李老师：这是一个让人模棱两可的病例。病变的中央有高隆起，与周围相比，不能说是明显的高，颗粒的大小整体没有特别不同。考虑为 LST-颗粒均一型就行。

小　鲁：虽然这么说，但放大时，以此为中心看会更好些吧。

A2

小　鲁：OE 放大的话，拍到病变一端的图 E 中 vessel pattern 呈规则的网状。surface 呈整齐的树枝状结构。

李老师：JNET 分类 2A 型的所见。那么，重点观察的隆起较高地方的图 F 怎么样呢？

小　鲁：这里看起来和刚刚那个地方差不多。

李老师：确实是。接下来一起看一下结晶紫染色吧。

A3

小　鲁：图 H 对应 OE 的图 E。以管状或者树枝状腺管为基调，分支部分略微有些不规则，形状和排列有些乱，腺管也出现大小不一，所以考虑为 V_I 轻度不整。

李老师：那么。中心部分的图 I 感觉如何呢？

小　鲁：这里对应 OE 的图 F。相对图 H，树枝状的腺管更多，呈现不规则的分支及形状，这里也考虑为 V_I 轻度不整。

A4

李老师：整体来看，考虑为高级别腺瘤会更好。

小　鲁：治疗的话用 ESD。

病理:管状腺瘤,高级别,28mm×24mm,HM0,VM0(图4-110)。

判定:治愈性切除。

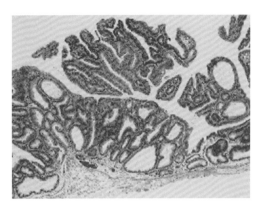

图4-110 病例9病理图片

病例10(图4-111)

提示:不要漏掉锯齿状病变!

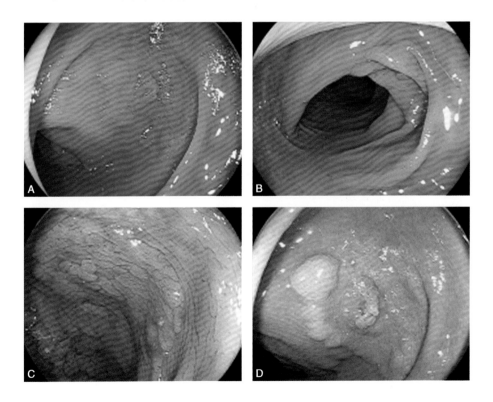

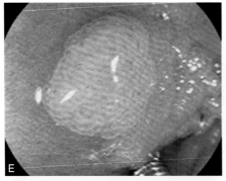

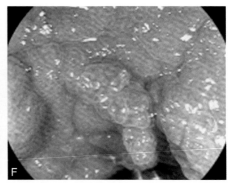

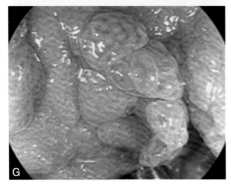

图 4-111   病例 10 内镜图片

A. 白光充气观察;B. 白光吸气观察;C. 靛胭脂染色;D. OE 远景;E. OE 近景;F、G. OE 观察。

Q1. 白光下观察所见是什么?

Q2. 靛胭脂染色后的所见是什么?

Q3. OE 的所见是什么?

Q4. 诊断和治疗方针是什么?

A1

小　鲁:单看图 A 的话,似乎是一处 5mm 大小非常小的隆起型病变,可以进行息肉切除吗?

李老师:再仔细看一遍,重新思考!

小　鲁:哎!? 嗯……啊! 仔细看的话,周围的黏膜有点奇怪啊,难道说这里也是病变?

李老师:不仔细看是绝对不行的! 这个病变是一个与周围的边界略微不清楚的平坦隆起型病变,病变的一部分纵向变高。

小　鲁:那么,整体的话,就变成 25mm 大小的平坦隆起型病变。

李老师:是的。仔细看的话,附着薄薄的黏液。这样的颜色变化,加上附着黏液的与周围边界不清楚的病变,不得不怀疑是锯齿状病变。

A2

小 鲁:确实,靛胭脂染色后的图 C 的话,病变的边界看得清楚了。我刚
开始看到的只是病变中心的一部分啊!

李老师:对的,你所注意到的部分是病变中异常构造部分。考虑到存在和
周围构造不同的可能性,再逐步观察是很重要的。

A3

小 鲁:OE 的话,哪怕是整体像的图 D,看起来也确实是只有中心部分和
周围不同。

李老师:对的。首先,主要看病变基调的平坦部的图 E 怎么样呢?

小 鲁:vessel pattern 难以辨识。surface pattern 大小及排列整齐,与 JNET
分类的 2A 型相符。

李老师:那么,有关从刚才开始一直说的,纵向较高部分的图 F、G 怎么样呢?

小 鲁:这个部分的话,与刚刚不明了的 vessel pattern 不同,能看到明显的
蛇形血管。考虑为 JNET 分类的 2A 型。

李老师:JNET 分类 1 型的病变中,存在一部分 2A 型的部分,换句话说是
什么呢?

A4

小 鲁:我知道了! 锯齿状病变的部分变成了异型度高的腺瘤状构造!

李老师:确实如此。这个病变通过白光下、色素、OE 综合性判断,考虑为
SSL with cytological dysplasia。重点观察区域的血管及表面结构的
异型都不是很严重,所以考虑为还未癌化。

小 鲁:那么,治疗用 ESD 就可以。

病理:SSL with cytological dysplasia(低级别),25mm×24mm,HM0,VM0。
判定:治愈性切除。

第五章

标 本 处 理

業精於勤——標本處理須規範

第一节　活检小标本的处理

麻雀虽小,五脏俱全:请重视活检小标本的处理

> **小　鲁**:今天的黏膜活检标本量可真不少,左老师,咱们开工吧? 争取 5 点半收工!
>
> **左老师**:标本量大也不要操之过急,黏膜活检标本的处理很严格,可要严格遵守处理的流程哦!
>
> **小　鲁**:好的,左老师,那您能介绍下活检标本的处理流程吗?

学习要点

- ➤ 取之有道:内镜医师如何取活检才能满足病理需求?
- ➤ 分门别类:标本类型不同,固定方式不同。
- ➤ 切勿张冠李戴:标本信息的"三查五对"。
- ➤ 细节决定成败:取材、包埋及诊断过程中要注意的细节。

---

1. **标本的要求**　内镜医师钳取活检组织应注意以下细节:

(1) 应选取最可疑或最典型的部位进行活检。

(2) 由于黏膜出血会影响活检的准确性,所以活检部位的第一块标本尤为重要。

(3) 溃疡型病变要避开苔,取溃疡隆起边缘的内侧。

(4) 取材标准:病变最大径>1cm,取标本数≥2 块;病变最大径>2cm,取标本数≥3 块;病变最大径>3cm,取标本数≥4 块。活检标本应足够大,深度应达到黏膜肌层。

小　鲁：左老师,为什么活检标本的深度要达到黏膜肌层呢?

左老师：这个问题问得好! 因为它不仅能帮助我们在显微镜下判断组织的包埋方向正确与否,还能提示我们早癌病变的浸润情况。

2. **标本的固定**　活检标本离体后,内镜医师应及时将标本放入10%中性缓冲甲醛溶液中进行固定,固定液应为标本体积的10倍以上,标本固定时间为6~48小时,固定温度为室温。

标本类型不同,固定方法不同:

(1) 平坦型病变应先展平,后仔细观察标本的方向,将标本的基底面贴在滤纸上再立即固定。

(2) 有蒂的息肉切除标本,可直接放入固定液中。

(3) 亚蒂或无蒂的息肉切缘涂墨或完整展开固定后放入固定液中。

不同部位的标本要分瓶保存固定,并于瓶体上标注好患者的相关信息。

3. **标本相关信息的核对**　活检标本取材之前,病理医师应严格核对活检标本的信息是否正确、完整,如有与临床不符的情况,应第一时间联系送检内镜医师。

核对的内容包括:①患者的姓名、性别、年龄;②标本的部位和数量;③内镜所见及临床初步诊断;④简要病史。

4. **黏膜活检标本的取材、包埋及诊断中需要注意的细节**

(1) 取材之前,应用清水反复冲洗器械及操作台面,确保无污染物。

(2) 组织过小时,应滴加伊红或其他染料于标本上,以便后续观察。

(3) 每个包埋盒内不宜超过3块标本。

(4) 包埋时要注意包埋面,争取立埋。

(5) 每个蜡块要切6~8片组织进行HE染色。

(6) 显微镜下观察时,如发现包埋面不对,请第一时间联系取材医师及技师,尽可能还原标本的正确方向,重新包埋后重新制片。

小　鲁：谢谢左老师的讲解,看来黏膜活检标本的处理要注意很多细节呢! 我会严格遵守流程,珍惜每一例标本。

左老师：不错,态度决定一切,每一例标本都来之不易,我们要尽最大的努力给临床最精准的诊断!

第二节　内镜下黏膜切除标本的处理

承上启下,环环相扣:规范处理并全面评估 ESD 标本

小　鲁:左老师,我发现黏膜切除标本从取材到诊断报告的各个环节都比普通标本复杂得多,为什么呢?

左老师:内镜下黏膜切除是以根治性治疗为目的,病理诊断决定了患者后续的治疗方式,因此,必须遵循严格的规范化流程,并进行全面、精细的组织学评估,容不得一丝一毫的偷懒哦!

学习要点

➤ 优良传统要保持:标本的"三查五对"。

➤ 慢工出细活:黏膜切除标本的固定及要求。

➤ 精雕细琢:黏膜切除标本的取材。

➤ 千淘万漉始到金:复原图的制作。

1. **标本的相关信息**　内镜医师应提供的黏膜切除标本的相关信息如下:

(1) 患者的姓名、性别、年龄。

(2) 标本的部位、数量。

(3) 内镜下病变的表现和分型。

(4) 既往活检的病理诊断和简明扼要的病史。

(5) 必要时可做简要示意图,并标注局部细节等信息。

(6) 不同部位的标本应分袋或分瓶保存,并分别标注好信息。

2. **标本的固定及要求**　内镜医师在固定标本时应注意以下细节:

(1) 将标本的黏膜面向上充分展开暴露病变,适当的延展后用不锈钢细针将标本固定于塑料泡沫或橡胶板上,注意不要过分牵拉而破坏标本的完整性。

(2) 标记口侧、肛侧、前壁、后壁等,便于病理组织学与内镜图像相对照,对于重点想要了解的部位可做特殊标记。

(3) 对于结直肠的隆起型病变,由于甲醛溶液固定后会导致蒂部或手术切缘明显回缩,应在病变根部涂抹染料后再放入固定液。

(4) 钉好的标本应黏膜面朝下,浸没于 10 倍于标本体积的 10% 中性缓冲甲醛溶液中,固定 12~48 小时,并使标本呈悬浮状态。

小　鲁:左老师,我看送检的 ESD 标本有大有小,有的还是分块切除的标本,怎么判断送检标本的下针是否合格呢?

左老师:ESD 标本的下针可是有讲究的,要观察的细节很多。我总结了几条标准,包括:①在距离病变边缘 2~3mm 处下针,固定针密度适当(图 5-1);②固定针应从黏膜表面垂直向下穿过黏膜肌层后固定于板上;③标本内部不要下针;④如病变距切缘很近,此部位可不用下针;⑤对于分块切除的标本,应尽可能还原标本在体内的位置毗邻关系,将标本重新拼接后用固定针固定,病变的部位不要钉固定针(图 5-2)。

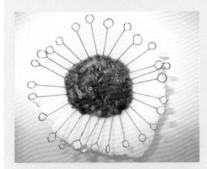

图 5-1　标本伸展要适度,不要过度牵拉,固定针的数量要适当

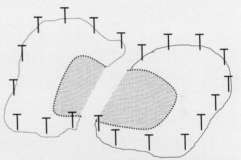

图 5-2　分块切除的标本重新拼接之后用固定针固定,病变的部位(灰色区域)不要打钉

3. 黏膜切除标本的取材

小　鲁(兴奋):左老师,标本固定和相关信息符合要求,那我们开始取材吧?

左老师:等等,改刀之前你观察标本了吗? 准备好拍照设备了吗?

(1) 标本拍照:仔细观察标本,辨识病变范围、病变最深部位及切缘的情况,选择合适角度拍照。每一例标本推荐至少留存 4 张照片,分别是拔去固定针之前、拔去固定针之后、改刀后、组织条放入签盒后(图 5-3)。

对于食管内镜切除标本,为更准确地显示食管病变范围,应在取材之前进行碘染色。首先将标本脱离固定液,用流水浸泡 1 小时左右,然后使用 0.6% 的碘液进行染色。在碘染色前、后均应进行大体拍照。

(2) 改刀:

1) 轻轻拔掉固定针并用流水冲掉组织表面的黏液,用半干的纱布轻轻

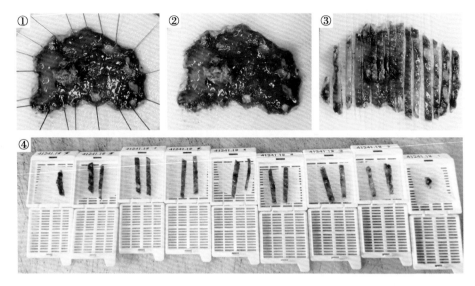

图5-3　黏膜切除标本的拍照

擦拭黏膜表面的水分,然后拍照。

2) 观察并确定病变距离水平切缘最近的点,沿着此点模拟做一条切线并垂直于该切线下第一刀,继而平行于这条线每隔2mm下刀,直至将标本全部改刀(图5-4),然后拍照。

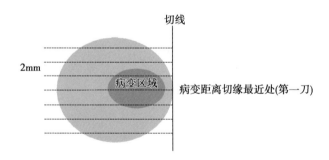

图5-4　黏膜切除标本的改刀

确定病变距离水平切缘最近的点,沿此点做一条切线并垂直于该切线下第一刀,继而平行于这条线每隔2mm下刀,直至将标本全部改刀。

3) 在签盒中放入2mm厚的薄层海绵,将组织条用镊子平行移动至签盒中,红墨汁标记非包埋面,拍照,再加一层薄层海绵形成三明治模式,封签(见图5-3)。注意每个签盒中的组织条不应超过4条。

(3) 息肉型标本的取材:对于息肉型标本,应注意对息肉蒂部的评估。

1）对于有蒂型息肉，若蒂部直径宽2~3mm，则直接沿蒂部两端下刀，并沿着最大面将标本剖开；若蒂部直径更宽，则每隔2~3mm下刀平行剖开蒂部及其相连的组织（图5-5）。剩余组织沿着同一平面每隔2~3mm下刀平行剖开。

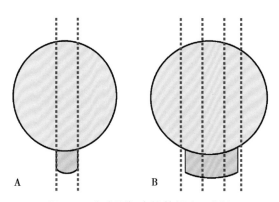

图5-5 息肉型标本的蒂部改刀方法
A.蒂部直径2~3mm的标本的改刀方法；B.蒂部直径宽的标本的改刀方法。平行线间距2~3mm。

2）对于亚蒂或无蒂的标本，临床医师在标本固定之前已用墨汁标记蒂部切缘，下刀前应先仔细查找标记之处。

3）所有组织均需取材并包埋制片，以防漏诊。

> 小　鲁（感慨）：黏膜切除标本的处理真是精雕细琢，环环相扣啊！左老师，昨天取材的切片我已经看完了，您看报告可以签发了吗？
>
> 左老师：嗯，报告内容很详尽了，不过还缺少最后一环——复原图制作。
>
> 小　鲁：啊？复原图？

4. 黏膜切除标本复原图的制作　为了最大限度还原黏膜切除标本中的病变情况，推荐病理医师对每一例送检标本进行复原图制作（图5-6）。复原图的制作不仅有利于研究资料的积累，更有助于提升内镜医师的诊断水平，提高早癌的检出率。

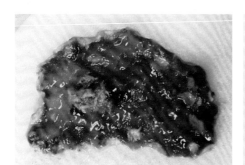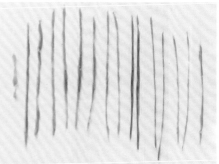

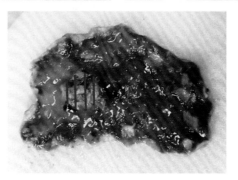

图 5-6　复原图描绘黏膜病变谱系图

小　鲁：哦，我明白了，前期内镜医师在标本上标记好了口侧、肛侧等位置信息，取材的阶段我们又留存了大体拍照，内镜医师通过内镜图像和病理图像进行点对点的对比，就能还原每一处病变的内镜表现了。

左老师：哈哈，孺子可教也！

老师点评

一份精准的早癌病理诊断报告，不仅依赖于内镜医师在信息提供、组织取材固定等方面的配合，更依赖于病理医师在取材、包埋、诊断等各个环节的严格质控。早癌诊断，齐心共赢！

参 考 文 献

[1] 中华医学会消化内镜学分会病理学协作组.中国消化内镜活组织检查与病理检查规范专家共识(草案)[J].中华消化内镜杂志,2014,31(9):577-581.

［2］ 中华医学会消化内镜学分会,中国抗癌协会肿瘤内镜专业委员会.中国早期胃癌筛查及内镜诊治共识意见(2014,长沙)［J］.中华消化内镜杂志,2014,34(7):433-448.

［3］ 中华医学会消化内镜学分会,中国抗癌协会肿瘤内镜专业委员会.中国早期结直肠癌筛查及内镜诊治指南(2014,北京)［J］.中华医学杂志,2015,95(28):2235-2252.

［4］ WATANABE T,ITABASHI M,SHIMADA Y,et al. Japanese Society for cancer of the colon and rectum (JSCCR) Guidelines 2014 for treatment of colorectal cancer［J］. Int J Clin Oncol,2015,20(2):207-239.

［5］ Japanese Gastric Cancer Association. Japanese classification of gastric carcinoma:3rd English edition［J］. Gastric Cancer,2011,14(2):101-112.

第六章

早癌病例讨论示例

兼听则明,碰撞才有火花

讨论时间:2019 年春

讨论地点:山东·济南

参加人员:日本大圃研、千叶秀幸教授团队成员,中国李延青、左秀丽教授团队成员,以及现场观众

主持人:李老师此次会给我们带来一个什么样的病例呢? 大家拭目以待……

李老师:我给大家展示的是一位 68 岁女性患者的食管病变病例。首先请大家观看图片。

白光内镜图片 3 张(图 6-1)。

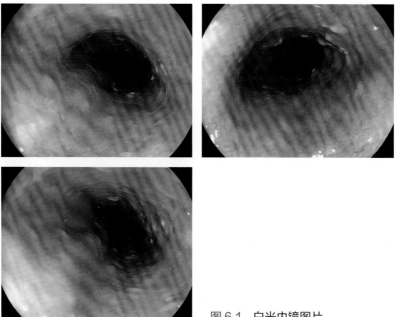

图 6-1　白光内镜图片

OE 观察:非放大内镜图像 2 张(图 6-2),放大内镜图像 5 张(图 6-3)。

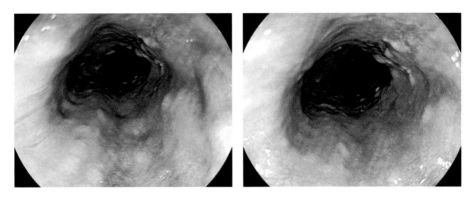

图 6-2　OE 非放大内镜图像

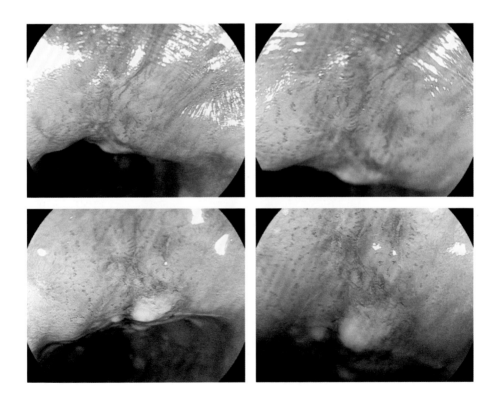

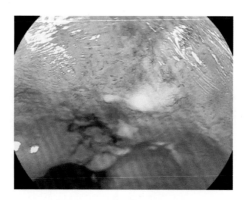

图 6-3　OE 放大内镜图像

卢戈液碘染色图片 1 张(图 6-4)。

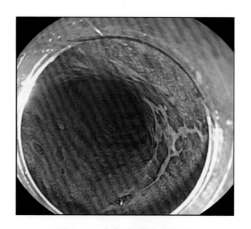

图 6-4　卢戈液碘染色图像

主持人:李老师的图片非常丰富,相信已经为大家充分展示了这个病例的各方面特点,请问是否有观众可申请对此病例进行分析?

观众1:作为早癌学习的小白,我就先抛砖引玉啦。这个病例白光下可见食管右侧壁一处粗糙、发红病变,白光下病变范围不清,表面白色物质附着;放大内镜可见背景色阳性,考虑早癌可能;病变口侧可见 B1 型血管,部分图片中可见隆起性病变存在,周边可见 B2 型血管;卢戈液碘染色可见不染区,病变图片未展示碘染色数分钟之后的色泽变化情况,从展示图片看,未见粉红征。

主持人:哇,您这分析可不是小白了……那您的初步诊断是?

观 众 1：我初步考虑此病变为食管早癌,浸润深度 MM 或 SM1。

主持人：那我再冒昧多问一句,您是通过白光、OE 还是放大内镜下的表现得到上述判断的?

观 众 1：病变性质主要是通过白光、OE 背景色和放大内镜下微血管的表现判断的,浸润深度主要是通过放大内镜下血管类型进行判断的。

主持人：您认为该病例适合的治疗方案是什么?

观 众 1：浸润深度在 MM/SM1 的食管早癌,是 ESD 治疗的相对适应证,可进行 ESD 治疗。

大圃教授：这个病变性质为食管早癌应该是明确的,但是否可进行 ESD 治疗取决于病变浸润深度的判断,那么,接下来先请大家举手表决,认为病变浸润深度比较浅的举手! 认为病变浸润深度比较深的举手!

大圃教授：认为浸润深度较深的观众,是因为观察到了 B2 型血管,还是有其他理由?

观 众 2：在图 6-3C~E 中可看到发白部位有结节样隆起表现,似乎是由黏膜下向上生长的肿瘤病变,因此考虑浸润深度可能较深。

观 众 3：图 6-3C~E 中显示的隆起部位表面似乎为乏血管区域,考虑中度大小 AVA,隆起周边似乎可见管径较粗的血管,尤其是在 6-3D、E 中的隆起周边,但不确定是否达到 B3 型血管的情况,因此考虑浸润深度较深,MM 或 SM1。

大圃教授：您认为隆起部位表面发白的区域都是 AVA 表现吗?

观 众 3：是的,我认为直到周围能看见血管的区域之内,都是 AVA 的范围。

【李老师公布术前诊断】

食管右侧壁 15mm 大小 Ⅱc 型病变,吸气相管壁略僵硬;OE 放大观察可见 B2 型血管;有中等大小 AVA。

最终诊断:食管 Ⅱc 型早癌,浸润深度 MM~SM1。

处理:给予 ESD 治疗(图 6-5)。

【ESD 术后的病理诊断】

病理图像中可看到 SM 的浸润,复原图中可见 SM 浸润是位于刚才大家讨论的白色隆起的病变部位。只有此处为 SM 浸润,其他部位均为 EP、LPM 的浸润深度(图 6-6,图 6-7)。

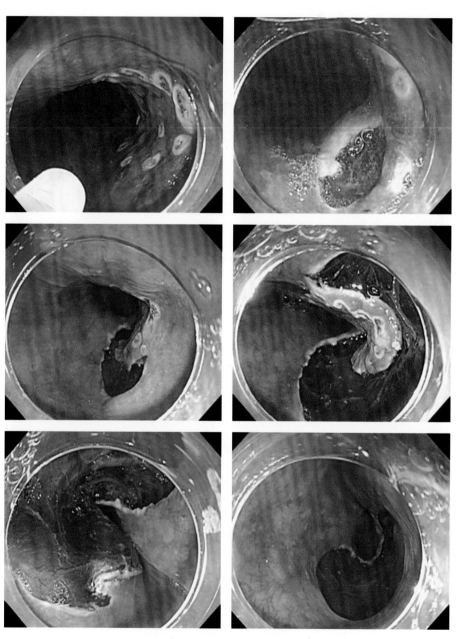

图6-5 ESD治疗过程展示

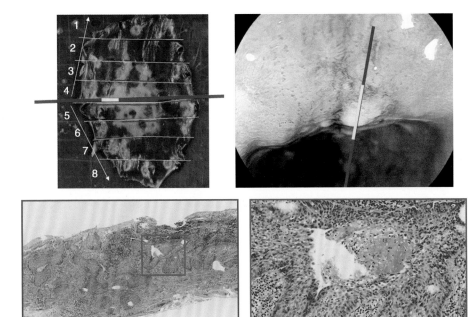

图6-6　ESD术后病理图片

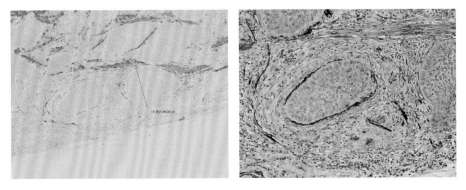

图6-7　标本的特殊染色病理图片

最终术后病理诊断：食管早癌，ESD术后，鳞状细胞癌，13mm×12mm，0-Ⅱc型，$pT_{1b~2}$（浸润深度 SM 244μm），Ly0（D2-40），V1（elastica masson），pVM0，pHM0。

病理医师解读病理结果：特别需要注意的是，一般食管癌大多通过淋巴管转移，但是本病例中通过弹力纤维的染色，发现了病变有血管的转移，因此提示我们病理医师,HE、免疫组化、特殊染色对消化道早癌的精准判断都是非常重要的。

如图6-7显示,弹力纤维染色会对小动脉的内弹力膜进行染色,此处癌栓已将此血管的内皮细胞破坏,但在癌栓周边可见残存的黑色染色的线圈样表现,此线圈提示此处为癌栓浸润的血管,提示此病例有血管的侵犯。

主持人提问:图6-6病理图片中可见白色区域,病理方面如何解释?

病理医师:白色区域周边均为癌巢占据,癌巢面积较大时,中央可能会有缺血坏死,在组织制片过程中,缺血坏死组织可有脱落,从而可能形成本病理图片中的空白区域表现。

【病例分析】

主持人:下面请李老师对此病例进行复习总结。

李老师:首先再次与大家共同复习早期食管癌放大内镜下日本食管学会JES分型(表6-1)。

表6-1　早期食管癌放大内镜下日本食管学会 JES 分型

分型	形态特点	临床意义或推测的浸润深度
IPCL		
A 型	血管形态正常或轻度改变	正常鳞状上皮或炎性改变
B 型	血管形态变化较明显	食管癌
B1 型	全部血管扩张、迂曲、粗细不均、形态不一	M1,M2
B2 型	有缺少血管袢的异常血管	M3,SM1
B3 型	高度扩张不规整的血管(血管不规整,管径大于 60μm,为 B2 型血管的 3 倍以上)	SM2 以深
AVA		
小 AVA	AVA 直径≤0.5mm	M1,M2
中 AVA	AVA 直径 0.5~3mm	M3,SM1
大 AVA	AVA 直径≥3mm	SM2 以深

针对此例病例,ESD 术后发现病变浸润深度与之前术前判断不一致,因此需要仔细分析与总结。回看内镜图片时,发现在放大内镜下可能有 B3 型血管的存在(图 6-8)。

另一个需要注意的细节问题是 AVA 大小的测量,我们都认为上述图 6-3C ～ E 中的 AVA 区域为中等大小的 AVA,所以判断浸润深度可能在 MM～SM1。

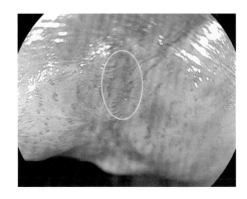

图 6-8　放大内镜下 B3 型血管

我们首先讲解下放大内镜下 AVA 大小的测量方法。OE 放大内镜的一个特点,在放大观察时,图像右下角可以同步知晓当前的放大程度。这个特点也有助于我们在观察的同时对病变进行同步测量。具体测量方法参考图 6-9,分别代表 OE 的低倍、中倍、高倍及最高倍数放大时的测量方法。

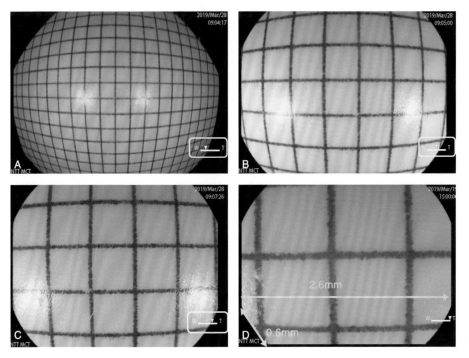

图 6-9　OE 放大时距离测量方法

A.低倍放大;B.中倍放大;C.高倍放大;D.最高倍数放大。

根据上述方法,测量图 6-3E 中的 AVA 区域(图 6-10),发现隆起部位的 AVA 实际大于 3mm,因此应该是大的 AVA,而不是中的 AVA,故浸润深度应该是在 SM2 以深,这个浸润深度的判断与最终的病理诊断符合。

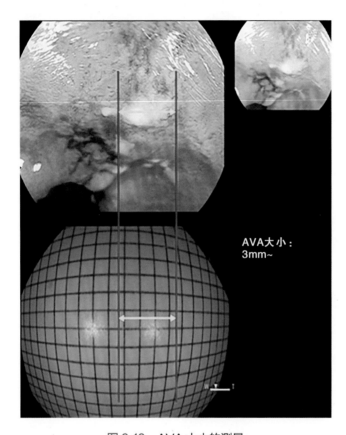

图 6-10　AVA 大小的测量

【大圃老师总结】

AVA 的形成是因为肿瘤膨胀性生长后将血管挤压至周边,导致中央区域呈现乏血管的表现,AVA 大小的不同,表明肿瘤浸润生长的深度不同。同时,本病例中可观察到有黏膜下隆起样改变的表现,这种情况需要考虑 SM 深部浸润的可能。

B3 型血管形成有两种机制:①肿瘤生长过程中,挤压血管后导致局部血管继发性扩张,因此这样的 B3 型血管通常会出现在结节的周边;②IPCL 本身的扩张形成 B3 型血管。内镜下如果发现 B3 型血管的话,病变很大可能已经浸润至 SM2 以深。

因此,对可疑病变要进行细致观察,判断病变的哪个位置是需要重点观察和解读的部位,对需要判断大小的病变特点,可以进行放大内镜下测量,准确性肯定高于肉眼估计。对所有消化道早癌病变的判断,需要了解内镜表现形成的机制,有助于诊断和鉴别诊断,在诊断和鉴别诊断时,需要结合白光、放大、电子染色等表现综合判断。